JN248818

膠原病・リウマチ力 腕試し

京都桂病院膠原病・リウマチ科 部長
三崎義堅 著
Misaki Yoshikata

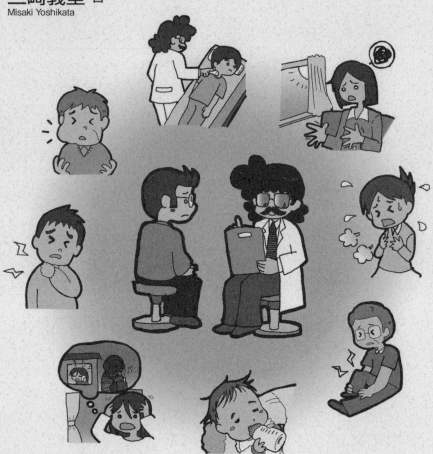

金芳堂

はじめに

　西へ向かって京を出た山陰道は桂川を超えて西山の縁にとりつく。筆者が勤務する病院が位置するところだ。足利尊氏が，明智光秀が，京に攻め入らんとここから桂川を渡っていった。だからこの先には丹波丹後が広がっている。その地域にはリウマチ専門医は稀だ。頼みとしてもらっているようで，電話でもコンサルトをうけることもある。専門医に何が求められているかを自然と教わることになる。

　高齢化が進み，患者がそれぞれ様々な基礎疾患を既に患っていることが少なからざる今日，個人が抱える様々な問題点に包括的に対応する Generalist の重要性が叫ばれるのは当然のことだろう。

　一方でリウマチ性疾患の特徴は，1 つの疾患カテゴリーに属する患者の病態が多様であることである。また人はそれぞれ，その人の生活をかかえているから，できるだけそれに適合させることも必要だ。こうした一人一人の違いに対応してこそ良い治療が実現できるが，その引き出しの多さは無論専門医が得意とするところだ。

　こうして Generalist と専門医の緊密な連携が理想とされるわけだが，リウマチ性疾患の患者はいたるところにいるのに，リウマチ専門医がいる医療施設はそれほど多くない。リウマチ専門医へのアクセスが比較的容易な大都市圏に比して，医療施設数が少なくなればなるほどさらにアクセスが悪くなるというのが，現在日本の都市－地方格差のひとつである。

　この書はそんな現況を鑑みて，Generalist がリウマチ診療で迷うことの多いポイントに焦点をあて，そこに専門医ならどういう論理構成で臨床決断を下していくか，というのをテーマとして著してみた。

　「腕試し」と銘打ってみたが，題材は特殊なケースではなくよく出会うものを選んだ。問題と解答を用意したが，「正解」という言葉にこだわらないで頂きたい。あくまで当方が用意した情報という枠の中で「妥当性が高い」，というだけのことだ。従って，別の情報が付与されたり，問題文のよみよう，ちょっとした条件の違いによって選択は異なる，ということが十分にある。というより，むしろその判断する根拠となる情報をどれだけ多く，速やかに獲得するかの方が大事だろう。そしてどういう情報が臨床決断に大きな影響を与えるかを読み取って頂ければ幸いである。

　それではなにがしかのお役に立てることを祈念して。

2016 年 10 月

三﨑義堅

目　次

● Part 1　まずは関節から　　1

1. 手が痛い，リウマチでしょうか………………………………………3
2. 朝手がこわばります……………………………………………………9
3. リウマチ因子陽性だからリウマチですか？…………………………13
4. リウマチがよくなりきらない，もうちょっとよくならないか……15
5. 咳が出る RA 患者………………………………………………………19
6. 手全体がはれてきました………………………………………………21
7. 関節が急にいたくなった………………………………………………27
8. 指が腫れている男性……………………………………………………31
9. 皮疹を合併………………………………………………………………37
10. 治療中止後の再発………………………………………………………41

● Part 2　様々な痛み　　43

1. 関節痛と腹痛……………………………………………………………45
2. 首が痛い…………………………………………………………………49
3. 足趾が黒くて痛い………………………………………………………53
4. 皮疹と腹痛………………………………………………………………57
5. 下肢がしびれて痛い……………………………………………………59

● Part 3　発熱を手がかりに　　63

1. 高熱，発疹，関節痛，咽頭痛…………………………………………65
2. 繰り返す不明熱…………………………………………………………67
3. 原因不明の CRP 陽性……………………………………………………69
4. ステロイド治療に反応したのに………………………………………73

● Part 4　SLE の諸症状　　　　77

1. SLE で汎血球減少 78
2. SLE の腹痛 83
3. ループス腎炎 85
4. SLE の関節痛（膝） 87
5. SLE の関節痛（多発） 89
6. SLE psychosis 92

● Part 5　強皮症をめぐって　　　　97

1. 強皮症での CK 値上昇 99
2. 強皮症での血小板減少 101
3. 消化器症状 103
4. 肺病変 105

● Part 6　他科と連携して　　　　109

1. 泌尿器科からよくある相談 111
2. 病院の総力を挙げて 115
3. 耳鼻科と形成外科 117

採点表とあとがき 119

索引 121

●生活指導

リウマチの生活指導 23
シェーグレン症候群の女性に生活指導 55
レイノー症状を呈する患者への日常生活の注意 107

●ちょっとひといき

リウマチに効く温泉を教えてください，と患者さん……………………………… *18*

リウマチ患者にいいものはなんでしょう……………………………………… *39*

抗核抗体は何倍からが有意か…………………………………………………… *82*

膠原病とはどんな病気ですか，と患者さんが聞いてきた…………………… *114*

●メモ

MTX 副作用……………………………………………………………………… *6*

RA 分類基準補遺………………………………………………………………… *7*

lateral compression test と prayer sign……………………………………… *9*

関節エコー……………………………………………………………………… *12*

carpal rotation………………………………………………………………… *15*

口頭試問で MTX 副作用患者教育…………………………………………… *26*

RA 完成以前……………………………………………………………………… *31*

RA 治療に用いられる生物学的製剤………………………………………… *36*

乾癬治療に用いられる生物学的製剤（抗 TNF 阻害剤以外）……………… *37*

高安動脈炎と巨細胞動脈炎，そして眼……………………………………… *52*

アザチオプリンの使い方……………………………………………………… *62*

骨対策…………………………………………………………………………… *72*

高齢者の不明熱………………………………………………………………… *76*

MMF……………………………………………………………………………… *96*

Part 1

まずは関節から

1. 手が痛い，リウマチでしょうか

41歳，女性，美容師。半年前から両手のあちこちが腫れたりして痛い。近医で痛み止めとしてロキソニンを処方されたが痛みは取れず，腫れる指も広がり，仕事に支障がある。

来院時，右手首に腫脹圧痛，右手母指IP関節，Ⅱ，Ⅲ指MCP関節とPIP関節，Ⅳ指PIP関節に腫脹圧痛，左Ⅲ，Ⅳ指MCP関節に腫脹圧痛を認める。前医での検査でリウマトイド因子244，CRP1.2であった。身長154cm，41kg，3ヵ月前の健診では肝機能，腎機能，胸部レントゲン，手レントゲン，心電図に異常なく，便潜血陰性。妊娠していない。

Q1 最も適切な対応と考えられるものはどれ？

1. リウマチですねと言ってメトトレキサート（MTX）6mg週1回を処方，2週間後の来院を指示する
2. 待ち時間の余裕があるかを確認し，即日結果の出るHBs抗原，抗体を測定する
3. リウマチの可能性が高いですから，まずはこれで様子をみましょうとサラゾスルファピリジン（SASP）腸溶錠1000mg分2を処方，2週間後の来院を指示する
4. 抗CCP抗体が診断の決め手ですと説明し，その結果が判明する来週以降の来院を指示する

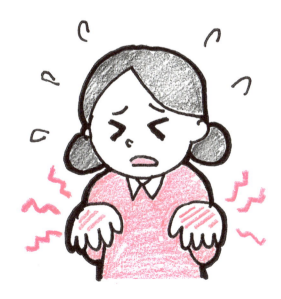

Part 1　まずは関節から

手が腫れる，指の関節が腫れる，痛い，といった症状を訴えて医療機関を受診する方々の頭の中にある病名は多くの場合「りうまち」だ。手の問題は日常にも仕事上も大きな障害だ。関節リウマチ（RA）は国内に 70 万人といわれるほど，比較的多い疾患であるのに，これまで良い治療法がなく，家族や身近の方がこの疾患でお困りの実情を見聞きする機会も多い。それだけに手などが腫れたりすると「リウマチではないか」と人は不安になる。「膠原病リウマチ」領域診療の第一歩は，「リウマチ」を的確に診療することだ。

関節リウマチは早期に治療することが必要だ。一度出現した関節骨病変を確実に治療する方法がないからだ。だから関節骨病変が出現する前に治療介入する。MTX は従来型経口低分子合成薬（conventional DMARDs）として，有効性・継続性において最も治療エビデンスがある薬剤だ。しかし副作用による死亡例も少なくない。リスクを冒して治療する以上，できるだけ早期かつ確実に診断する。現在，世界的に広く使用されている診断（分類）基準は EULAR ／ ACR criteria（表 1）だ。診断（分類）基準というのはその病気の疾患概念を形作るものが多いが，この criteria は RA のイメージそのものよりも，RA 治療開始基準であることを意識して制定されたと解釈した方がよい。すなわち骨予後不良因子を抽出し，その危険度を配点で評価した。したがって，この criteria に適合し，かつ MTX のリスクがない症例は，速やかに RA 標準治療薬である MTX が開始されるべきだ。

表 1　RA 分類基準（2010ACR ／ EULAR）

①関節炎の数と分布
0 点：1 ヵ所の中〜大関節
1 点：2-10 ヵ所の中〜大関節
2 点：1-3 ヵ所の小関節
3 点：4-10 ヵ所の小関節
5 点：＞ 10 ヵ所の関節（少なくとも 1 つは小関節）
②血清
0 点：抗 CCP 抗体および RF 陰性
2 点：抗 CCP 抗体または RF 低値陽性
3 点：抗 CCP 抗体または RF 高値陽性
③関節炎の持続期間
0 点：6 週間未満
1 点：6 週間以上
④急性期反応物質
0 点：CRP および ESR 正常
1 点：CRP または ESR 異常
上記の合計点が 10 点満点中 6 点以上で RA 確定例と分類される

MTX投与を慎重に考慮すべき症例は，腎機能低下，肝機能異常ならびに間質性肺炎例など肺病変合併例である。すなわちMTXによる副作用が出現しやすい症例だ。免疫抑制剤によるB型肝炎の再活性化にも注意が必要だ。B型肝炎ウイルス（hepatitis B virus; HBV）既感染者は案外結構見つかる。したがってMTX開始前にはHBVキャリアあるいはHBV既感染例かを検討する。

本例は，RA発症の定型例だ。小関節9ヵ所の関節炎から関節炎スコア3点，CRP陽性で1点，RF高値で血清スコア3点，6週間以上の持続で1点，と合計スコア8点となり，RA criteriaを既に満たしている。もちろんシェーグレン症候群（Sjögren's syndrome；SjS）などのRA以外の疾患が除外されていることが前提だ。

A1 最も適切な対応と考えられるものはどれ？

<u>正解　2</u>

1. **リウマチですねと言ってMTX 6mg週1回を処方，2週間後の来院を指示する　△　2点**

   間違いではないが，選択肢2にくらべると慎重さが足りない。

2. **待ち時間の余裕があるかを確認し，即日結果の出るHBs抗原，抗体を測定する　○　4点**

   結果をみてMTX開始，ただし今日から治療開始しなければならないかは患者さんと丁寧にコミュニケーションして判断。

3. **リウマチの可能性が高いですから，まずはこれで様子をみましょうとサラゾスルファピリジン（SASP）腸溶錠1000mg分2を処方，2週間後の来院を指示する　×**

   「今日こんなに待たされたのにまだ待つの？　これ以上はイヤ」と憤慨されたり，RA以外の疾患の除外には時間がかかるな，という印象があるものの，それでも治療行動は開始したほうがいいな，という時に使う手。原理原則も大事だが，安全性を確保しながら患者さんの困りように向き合うのが臨床では大事。

4. **抗CCP抗体が診断の決め手ですと説明し，その結果が判明する来週以降の来院を指示する　×**

   抗CCP抗体は予後不良因子検討という意味で測定すべきである。しかしEULAR／ACRcriteriaを満たしているので，他疾患の除外診断を続けることは必要だが，RA自体は抗CCP抗体によらず確定している。

HBV は二本鎖閉鎖環状 DNA（covalently closed circular DNA；cccDNA）を肝細胞感染後の複製過程で形成し，細胞内に残存する。それゆえ HBs 抗原陰性であっても HBc 抗体ないし HBs 抗体陽性の HBV 既往感染例は，HBs 抗原持続陽性キャリアと同じく，免疫抑制・化学療法時に血清 HBV DNA 量が増加することがある（HBV 再活性化）。これに起因する「*de novo B 型肝炎*」は劇症化する頻度が高く，生命予後が不良であり，注意が喚起されている。HBV キャリアまたは HBV 既往感染例に対しては，日本リウマチ学会による「免疫抑制・化学療法により発症する B 型肝炎対策ガイドライン」（http://www.ryumachi-jp.com/info/news110926）を遵守して対処するのがよい。要は日本肝臓学会専門医との共同診療体制の構築だ。そして高リスクとされる治療開始あるいは治療法変更 6 カ月後まではもちろん，免疫抑制療法中，そしてその終了後も注意深く血清 HBV DNA 量をモニタリングすることだ。HBV キャリアの場合，免疫抑制・化学療法を開始時に，核酸アナログ製剤（エンテカビル水和物）の投与が推奨されている。

メモ

地域拠点病院では，救急症例の中に案外と MTX 副作用 RA 患者がいるものだ。汎血球減少と間質性肺炎が二大重篤副作用で，血液科や呼吸器科に緊急入院してくる。

血液障害の注意ポイントは腎機能だ。腎機能低下で MTX 排泄が遅延する。禁忌一覧には腎障害とあるだけで具体的ではない。GFR45ml ／ min になると，腎機能低下なし時（GFR80ml ／ min 以上）での MTX10mg の半減時間 10.8 時間が倍の 22.7 時間になる。このラインは eGFR 表示だと，80 歳男性では Cr1.2，女性では 0.9 に相当する。これに低アルブミン血症（遊離 MTX 血漿濃度の上昇），さらには胸水腹水による体内貯留時間の遅延などの要素が加わると危ない。いくら葉酸補給をしていようが結局は MTX ／葉酸の比の問題なので，MTX 有効性を追求するのであれば，夏場のお年寄りの脱水，摂食不良なども考慮して安全域をどう確保するかが考えどころであろう。
　Bressolle F et al. Effects of moderate renal insufficiency on pharmacokinetics of methotrexate in rheumatoid arthritis patients.Ann Rheum Dis 1998; 57（2）: 110-3.

古くは MTX 肺炎の危険因子として，喫煙，男性，肺疾患の既往が指摘されたが，喫煙，男性については否定的な意見もある。
　Searles G, McKendry RJ. Methotrexate pneumonitis in rheumatoid arthritis: potential risk factors. J Rheumatol. 1987: 14: 1164-71.
　Alarcón GS et al. Risk factors for methotrexate-induced lung injury in patients with rheumatoid arthritis. A multicenter, case-control study. Methotrexate-Lung Study Group. Ann Intern Med. 1997;127:356-64.

ただし肺疾患（リウマチ肺，胸膜病変）は一致し，加えて年齢，低アルブミン血症，糖尿病，DMARDs 使用の既往が挙げられている。特に既に間質性肺炎のある症例は気をつけた方がよい。
　Ohosone Y et al. Clinical characteristics of patients with rheumatoid arthritis and methotrexate induced pneumonitis. J Rheumatol. 1997: 24: 2299-303.

悩むのは COPD で，抗 CCP 抗体出現の危険因子は喫煙なのだから当然 COPD 合併 RA 患者は少なくない。生物学的製剤使用時リスク評価もそうだが，感染時の肺予備能評価をしておくべきであろう。肺炎球菌ワクチンやインフルエンザ予防注射は励行する。最近は MTX 誘導リンパ増殖性疾患発症リスクが，MTX 高投与量と関連するのではないか，という点が気にされ始めている。

1. 手が痛い，リウマチでしょうか

表　MTX 投与禁忌

1. 妊婦又は妊娠している可能性のある婦人［催奇形性を疑う症例報告があり，また，動物実験で胎児死亡及び先天異常が報告されている。］
2. 本剤の成分に対し過敏症の既往歴のある患者
3. 骨髄抑制のある患者［骨髄抑制を増悪させるおそれがある。］
4. 慢性肝疾患のある患者［副作用が強くあらわれるおそれがある。］
5. 腎障害のある患者［副作用が強くあらわれるおそれがある。］
6. 授乳婦［母乳中への移行が報告されている。］［「妊婦，産婦，授乳婦等への投与」の項参照］
7. 胸水，腹水等のある患者［胸水，腹水等に長期間貯留して毒性が増強されることがある。］
8. 活動性結核の患者［症状を悪化させるおそれがある。］

前記の女性。HBsAg 陽性で HBV キャリアだった。肝臓専門医を受診させるとエンテカビル（バラクルード錠®）の投与が始まった。

 抗 CCP 抗体は強陽性と判明したが，さて RA 治療はどうする？

1. MTX 6mg 週1回，フォリアミン併用
2. SASP 腸溶錠 1g 内服
3. アダリムマブ（ヒュミラ®）40mg 皮下注2週に1回
4. アバタセプト（オレンシア®）125mg 毎週1回皮下注

メモ

RA 分類基準補遺

関節大中小の定義
中・大関節：肩関節，肘関節，股関節，膝関節，足関節。
小関節：MCP 関節，PIP 関節，第2～第5MTP 関節，第1IP 関節，手関節。

血清学的因子（抗 CCP 抗体，リウマトイド因子）力価評価の定義
血清学的因子：陰性＝正常上限値以下，
陽性・低力価　　＝正常上限値の1～3倍まで，
陽性・高力価　　＝正常上限値の3倍より大。

Part 1　まずは関節から

「HBV 再活性化対策をとった上で」という前提なので，上記選択肢どれも間違いではない。治療歴のない早期 RA は，従来型抗リウマチ薬（MTX，SASP など）単剤で治療を開始するというのが原則だ。HBV 再活性化リスクを避けるため，まずは SASP から始めるという考え方もあるだろう。本例は，抗 CCP 抗体強陽性，関節腫脹が目立つ予後不良因子保有例だ。抗 CCP 抗体，RF 高値などの予後不良因子がある RA では，MTX に加えてさらに治療開始時より積極的に生物学的製剤を使用するという考え方もある。2015ACR-RA 治療ガイドラインでは，予後不良因子の有無で治療方針を変えるという戦略を放棄し，疾患活動性制御こそ全てという態度を表明した。いずれにせよ速やかな疾患活動性抑制に至るべく，MTX を基本とし，その後の展開で生物学的製剤追加を考慮する症例だろう。MTX の肝障害対策としての葉酸補充を治療開始後，どのタイミングで始めるかは，治療者それぞれの好みがあるが，このケースでは肝機能異常出現に慌てないように最初からフォリアミンを併用する方がよいだろう。

A2　RA 治療はどうする？

正解　1

1. **MTX6mg 週 1 回，フォリアミン併用** ○　**4 点**

2. **SASP 腸溶錠 1g 内服** △　**2 点**

上述のように，HBV 再活性化回避のため免疫抑制を嫌い SASP でいく戦略もあってしかるべきである。一方，12 週での疾患活動性が 1 年後の疾患活動性を反映するという事実に基づき，12 週（少なくとも 24 週）で寛解にもちこむのを理想とする考え方が，T2T を支える RA 治療の基盤の 1 つとなっている。SASP の効果判定に 12 週はかかる。すると SASP 先行したとして 12 週時点で疾患活動性制御不十分の際，MTX ＋ TNFi などの治療に迅速には移行できないという問題点をどう捉えるかが課題であろう。

3. **アダリムマブ（ヒュミラ®）40mg 皮下注 2 週に 1 回**　×

アダリムマブは，MTX と併用することで効果減弱の原因となる抗アダリムマブ抗体をつくりにくくし，継続率を上げ，かつ有効性を高めることが知られているため，MTX 投与先行が前提であることが望ましい。

4. **アバタセプト（オレンシア®）125mg 毎週 1 回皮下注**　×

アバタセプトは単独投与可能であるが，生物学的製剤単独から治療を始めることはない。

2. 朝手がこわばります

55歳女性。昨年11月手のこわばりが気になったので近医を受診，「リウマトイド因子は陰性ですからリウマチではありません」といわれた。そのうち気にならなくなっていたが，今年も寒くなってきた頃また朝に手がこわばってきたのでリウマチが心配で来院。朝のこわばりは最近少し長くなって30分くらい。CRP陰性，抗CCP抗体陰性，リウマトイド因子陰性，左右とも指の付け根を側方からざっくり握ると少し痛いという。ただ明らかな腫脹圧痛のある関節はない。痛み止めを飲むほどではないとのこと。身長156cm，体重48kg。

Q3 より適切と考えられる対応はどれか？

1. MTX 6mg を処方する
2. SASP 腸溶錠1000mg を処方する
3. ブシラミン（リマチル®）200mg を処方する
4. 様子をみましょうという

メモ

lateral compression test と prayer sign

RAの特徴のひとつは手や足といった小関節の炎症だ。
この小関節ひとつひとつの圧痛・腫脹の有無を診察すべきだが，そこはかとない関節炎をスクリーニングする技術として，lateral compression test と prayer sign を覚えておくと良い。手のⅡ－Ⅴ指のMP関節あるいはPIP関節をそれぞれ4つまとめて側方から握るのが lateral compression test である。ひとつひとつの関節に圧痛がなくてもこの手技だと痛みを覚える患者もいる。squeeze test ともいう。手首で両手をあわせ，おしつけあわせると，お祈りのポーズに似るので prayer sign という。整形外科的には逆ファーレンと同一だ。このポーズで肘を張らせると，両肘，両手首，手指関節の痛みをざっとチェックできる。手指の拘縮や手首，肘の可動域制限などもわかる。

それでは何らかの関節症状を訴えながらも ACR ／ EULAR 基準をみたさない症例にはどう対応すればよいだろうか．将来的に RA になるのなら超早期から治療開始した方がよいのではないか？　EULAR ／ ACR 分類基準を満たさないが何らかの関節炎がある場合を Undifferentiated Arthritis（UA）と呼称し，2〜3 年追跡すると，必ずしも RA を含む何らかの疾患へ進展するばかりではなく，自然軽快，あるいはそのまま UA の状態にとどまるものと，それぞれおおむね 1 ／ 3 ずつくらいの割合で，3 つの経路に分かれる．すなわち治療不要である一方で，逆に骨びらんが生じてしまう症例が入り交じるということだ．したがって，criteria を満たさない症例でも，関節骨病変を誘導する血管増生を伴う滑膜炎の有無を関節エコーや MRI などの手法を用いて検出する努力をすべきだ．そして活動性滑膜炎のある症例では RA に準じた治療を考慮すべきだろう．

　朝起床時やしばらく動かさなかった後に自覚する手のこわばり感は，概日リズムでの炎症性サイトカイン放出によるという説がある．朝のこわばり（morning stiffness；MS）は，客観的に測定できないなどの理由で EULAR ／ ACR 分類基準から外された．しかし，1987 年の ACR の RA 分類基準に取り上げられているように，1 時間以上の MS は RA に特異度が高い．MS が次第に長くなって明らかな RA として完成していくという病歴の患者も多く経験する．関節自体の問題のほかに，強皮症のレイノー症状や皮膚硬化に伴う手のこわばり感，あるいは頸椎症，神経性疼痛による手指の痛みなどをもこわばりと表現する患者もいる．以前日本でリウマチ早期発見のための診断基準策定が進められた時「15 分以上の朝のこわばり」がとりあげられたこともあった．筆者の経験では他の疾患ではまず 30 分は超えない．MS の持続時間を尋ねることの重要性に変わりはない．

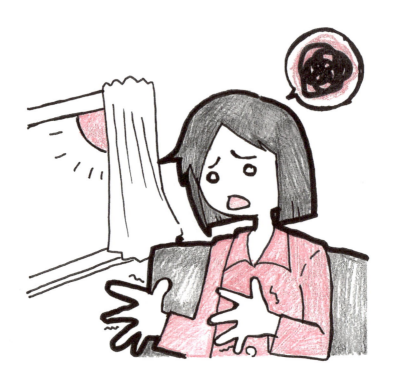

A3 適切と考えられる対応はどれか．

<u>正解　4</u>
1. MTX 6mg を処方する　△　2点
2. SASP 腸溶錠 1000mg を処方する　△　2点
3. ブシラミン（リマチル®）200mg を処方する　△　2点
4. 様子をみましょうという　○　3点（とりあえずこの中で）

どれも間違いではない。というより MRI，エコーなどで画像的検討を行うという選択肢があるべきで，それが最も「正しい」。職業や主婦業に支障があるならば，DMARDs 開始という具体的対応をとるというのも大切な考え方だ。ただ副作用リスクを勘案すると MTX やステロイドは時期尚早で，SASP やブシラミンで経過をみるべきだろう。この中で選ぶのなら筆者は 4 にする。自然に軽快することもあるというメッセージを具体化しているからだ。大切なことは，症状が変化したならば早期治療の機会を逸さず受診することの重要さとサポート体制を理解していただき，患者を余計な不安に陥らせないことだ。

> **メ モ**

関節エコー

RA 早期かどうか迷うような症例では画像的評価は大きな意味がある。MRI と関節エコー，とりわけ後者は機器さえあれば比較的敷居の低い臨床技術であるため，現在急速に普及しつつある。

関節エコーでの主な評価項目は 2 点で，Gray Scale と Power Doppler である。RA の特徴は，パンヌスとよばれる血管増生著しい滑膜組織増殖を伴った関節炎だ。

関節エコーでは，肥厚した滑膜や関節液貯留が低エコー領域として描出され（Gray Scale），この肥厚した滑膜領域に Power Doppler signal が検出されると，血管／血流の豊富さが可視化されたことになる。これ以外にも軟骨石灰化や痛風結晶の検出，腱鞘炎・付着部炎の描出などリウマチ性疾患診療に威力を発揮する。

RA 分類基準を満たさないものの RA ぽく，治療を開始した方がよいのでは，という症例は少なくない。そのようなとき，造影 MRI で滑膜炎，あるいはエコーで Power Doppler signal を伴うような関節炎が判明すると RA 可能性を後押しする。超音波による滑膜病変の評価方法は，標準化，定量化に努力されているがまだ確立されてはおらず，したがって診断への寄与もあくまで術者の印象に基づかざるを得ないのが現在の問題点の 1 つである。

関節エコーの重要な出番は，この診断時ともう一つ，寛解の判定である。身体診察上関節腫脹や圧痛がなく，関節炎なしと思われても，関節エコーではドップラーシグナルを伴う低エコー領域が残存していたりする。そのようなときに生物学的製剤を中止すると再発率が高い。逆にエコー上も寛解（画像的寛解）が達成されていると，再発率が低い。すなわち臨床的に寛解にみえても残存している潜在的な関節炎をチェックできるわけだ。このように，強化療法から減弱維持療法への移行を考慮する際に，関節エコーは生物学的製剤を減量あるいは中止の判断材料として有用である。

> *Iwamoto T et al. Prediction of relapse after discontinuation of biologic agents by ultrasonographic assessment in patients with rheumatoid arthritis in clinical remission: high predictive values of total gray-scale and power Doppler scores that represent residual synovial inflammation before discontinuation. Arthritis Care Res 66 (10) 1576, 2014.*

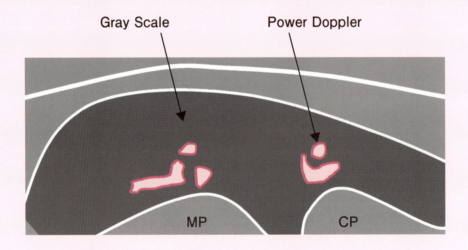

3. リウマチ因子陽性だからリウマチです？

55歳女性。検診でリウマトイド因子144と高値を指摘された、とのことで来院。昨年も検診でリウマトイド因子陽性で手指はDIPに痛みがあったので近医に「りうまち」かもといわれた。両手のDIPは腫れているようにみえる。朝のこわばりも10分くらいある、眼の渇きや口渇感はないという。

Q4 この中で適切と考えられる処方はどれか？

1. リウマチになりかかっていますね、といってリマチルを処方する
2. これで様子をみましょう、とロキソニンを処方する
3. 眼や口は渇きませんけどといっているが抗SSA，SSB抗体を測定する
4. 健常人でもリウマトイド因子が陽性となるので大丈夫，といって帰す
5. リウマチではありません，変形性関節症です，と説明する

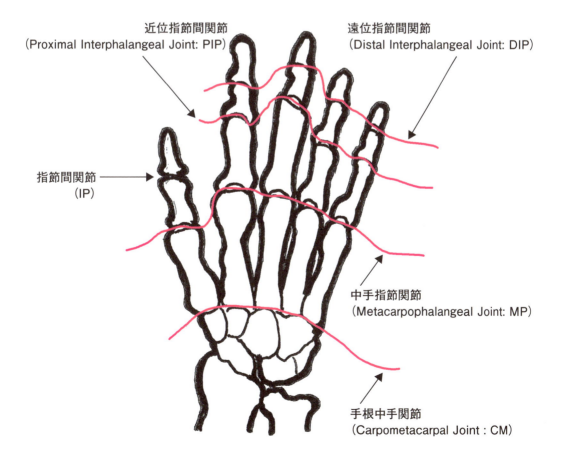

Part 1　まずは関節から

では手指の関節が腫れたり痛んだりしたとき，RA のほかにはどのような疾患を考えたらよいだろうか。関節に絞ると RA より圧倒的に多いのは変形性関節症（骨関節症：Osteoarthritis；OA）だ。DIP が腫れたようにみえるヘバーデン（Heberden）結節，そして PIP に生じるブシャール（Bouchard）結節を関節炎と間違えてはならない。乱暴に分けると，PIP，MCP の問題ならば RA で，DIP の痛みが主体ならば OA だ。レントゲンでの骨硬化像を確認する。ところが inflammatory OA という炎症を伴う病態概念があったりする。そこにリウマトイド因子が絡んできたりしたら話がややこしくなる。おまけに超高齢化社会で OA 関節に RA 病変が生じることも珍しくない時代となった。

リウマトイド因子は非常によく知られた RA の指標だが，特異度は低く，健常人でも 3 割程度陽性だ。しかし高力価になると RA への特異度は上昇する。ACR ／ EULAR 分類基準は基準値の 3 倍以上で RA 診断ポイントが付与される。シェーグレン症候群（SjS）は RA 合併でなくともリウマトイド因子陽性になりやすく，関節症状もあり，DIP も冒される。RF 高値例では SjS の除外は重要だ。DIP も冒されやすい関節炎として乾癬性関節炎も忘れてはならない。

A4 この中で適切と考えられる処方はどれか？

正解　3

1. **リウマチになりかかっていますねといってリマチルを処方する**　×
   RA でなくても患者本人に RA と信じ込ませる弊害がある。

2. **これで様子をみましょうとロキソニンを処方する**　△　2点
   間違いではないが鑑別診断の姿勢がほしい。

3. **眼口は渇きませんといっているが抗 SSA，SSB 抗体を測定する**　○　4点
   シェーグレン症候群は，唾液腺破壊がすすみ，唾液分泌低下するまでの subclinical な期間が長いと考えられ，乾燥症状を訴えなくとも SjS はありうる。

4. **健常人でもリウマトイド因子が陽性となるので大丈夫と言って帰す**　×
   言っていることは間違いではないが鑑別診断の姿勢がほしい。

5. **リウマチではありません，変形性関節症です，と説明する**　△　2点
   確率的には OA の可能性が一番高い。念のためレントゲンを撮ろう。

4. リウマチよくなりきらない，もうちょっとよくならないかな

55 歳男性司法書士。166cm，61kg。9 ヵ月前から手指の痛みで発症，半年前来院し，手指関節の腫脹圧痛，RF 陽性，抗 CCP 抗体陽性，CRP 陽性，XP で右手手首関節の狭小化と carpal rotation があり RA と診断，PSL および MTX を開始漸増され，関節所見は改善した。現在 PSL 4mg と MTX 8mg，フォリアミン 5mg 週一回。

しかし，仕事が忙しくなり筆記や PC 操作が増えると右手首が腫れて痛い。この半年で骨レントゲン上の進行はない。胸 XP 異常なし。

腹エコー上脂肪肝があり，ウルソ処方で若干軽快したが GOT 45 GPT 52 程度の肝障害が続いている。

診察では右手首だけでなく左手首にも腫脹圧痛がある。CRP 0.4，ESR 18 ／ h 患者による評価（Visual analogue scale）45 ／ 100mm

圧痛関節数 2，腫脹関節痛 2，CRP 0.4，ESR 18，VAS 45，DAS 28-CRP 3.36，DAS-ESR 3.84。

Q5 今回診察での処置として最も適切と考えられる行動はどれか？

1. QFT 検査を行う
2. MTX を 10mg に増量する
3. フォリアミンを 10mg に増量する
4. ゴリムマブ（シンポニー®）50mg を注射する

メモ

carpal rotation

RA 骨病変として手首付近に現れる病変は，関節周囲の骨萎縮（periarticual bony atrophy）続いて関節軟骨の破壊を示す関節裂隙狭小化や carpal rotation だ。手根骨全体が全体に尺骨側に偏位して舟状骨が橈骨に対してすべっているようにみえる。手首関節の不安定化を反映しており ulnar translocation of carpus ともいう。

次は EULAR ／ ACR 基準を満たし，RA 診断 MTX 開始後の経過をみてみよう。RA 治療目標は寛解だ。筆者は通常 MTX を 6mg（小柄な方には 4mg）週一回で開始し，MTX の副作用を教育しながら，2 〜 3 週間後来院時に MTX 副作用の理解や肝障害の有無を確認しながら 8mg に増量するというスタイルが多い。予後不良因子や活動性が高く，MTX だけでは寛解に持ち込むのが難しいと予想される方には MTX 8mg 以上への増量が必須と見て最初からフォリアミンを処方している。これで 3 ヵ月経過しても寛解達成が難しいと判断される場合，現時点では生物学的製剤（biological agents；BA）を追加するのが標準治療だ。

どういう基準で BA を追加するかは案外複雑な問題だ。医療が公的資金で支えられる要素の大きい欧州（幸い今のところ日本も）では社会的資源の公平な配分という視点からその使用については制限される傾向がある。日本リウマチ学会 TNF 使用ガイドラインでは圧痛腫脹関節それぞれ 6 個以上あるいは DAS 28-ESR 3.2 以上及び骨病変進行時とされているが，それ以外の必要時あるいは治療開始当初からの使用にも余地を残す。医師の裁量を信頼した良識あるガイドラインだ。RA 寛解には関節が腫れない痛くない臨床的寛解に加えて，骨関節病変の進行がない構造的寛解，十分に労働などの社会的活動ができる社会的寛解といった様々な視点がある。臨床的寛解基準も骨病変進行しない，という観点からより厳しい基準へと見直されている（表2）。エコーで滑膜炎が検出されない画像的寛解レベルも希求されつつある。したがって，本症例では骨病変進行こそないが，寛解達成せず仕事も円滑に十分こなせないという観点から治療強化したほうがよいと判断する。

実は DAS 28 は患者さんの Global assessment の影響が現れやすく，患者さんの満足度が低いと高値となりガイドライン基準を超えやすい。本例は DAS 28-CRP 評価が 3.36（圧痛関節数 2，腫脹関節痛 2，CRP 0.4，ESR 18，VAS 45，DAS 28-ESR 3.84）であり，ガイドライン的にも BA 追加してよい。

表2　ACR ／ EULAR（Provisional）definitions of remission in RA trials

Boolean-based definition：
ある時点において，以下の全ての条件を満たすこと
圧痛関節 ≦ 1
腫脹関節 ≦ 1
CRP ≦ 1mg ／ dl
患者全般（包括的）評価（0-10 scale）≦ 1
Index-based definition:
Simplified Disease Activity Index Score（SDAI）≦ 3.3

SDAI（Simple Disease Activity Index）

1-5 までの足し算
1. DAS 28 の圧痛関節数　　　　　　（0-28）
2. DAS 28 の腫脹関節数　　　　　　（0-28）
3. 医師の疾患活動性全般評価　　　（VAS で 0-10cm）
4. 患者の疾患活動性全般評価　　　（VAS で 0-10cm）
5. CRP（mg ／ dl）

BA の嚆矢となったインフリキシマブ（infliximab：レミケード®）に代表される抗 TNF α 抗体製剤（TNF antagonist）の副作用の第一は感染症である。細菌感染症のほかに真菌などの日和見感染症，なかでも結核の再燃が多いことが注目された。これはあらかじめ胸部画像，ツベルクリン反応，クォンティフェロン（QFT）検査や T-spot で結核既感染かを調べ，既感染の場合，潜在性結核としてイソニアジドによる治療を先行併用することで結核発症率は極めて減少した。抗 TNF α抗体製剤以外の BA 使用時もこれに準じ，BA 使用可能性が浮上した場合 QFT（あるいはツベルクリン反応）はあらかじめ必ず施行する。

BA 施行上最大の問題は金銭的負担だ。BA は高額なゆえに，格差社会が進行する現在，泣く泣く BA 治療を諦めている方々も多い。なお 1-2 関節のみ炎症が残存するような場合であればステロイド関節注入という手段もある。

A5 最も適切と考えられる行動はどれか？

正解　1

1. **QFT 検査を行う**　○　**4 点**

2. **MTX を 10mg に増量する**　×

   治療強化という点では MTX 増量も選択肢に入るが，脂肪肝による肝障害があると肝障害増悪が懸念される。本人が受け入れるならば生物学的製剤追加の方が無難だ。これでもよいが肝障害増悪が懸念される（MTX の禁忌は 6 頁）。

3. **フォリアミンを 10mg に増量する**　×

   MTX の有効度をさげるだけ。

4. **Golimumab 50mg を注射する**　△　**2 点**

   BA を使用するのはよい，その前提の TB 除外をお忘れなく。

Felson DT et al. American College of Rheumatology ／ European League Against Rheumatism. Provisional Definition of Remission in Rheumatoid Arthritis for Clinical Trials. Arthritis Rheum 2011; 63: 573-586.

リウマチに効く温泉を教えてください，と患者さん。

Q　下記のラインアップならどこを薦めよう。

1. 湯俣温泉（長野県）
2. 貝掛温泉（新潟県）
3. 湯ノ川温泉（島根県）
4. 湯平温泉（大分県）
5. 東温泉（鹿児島県）
6. 神和苑（大分県）

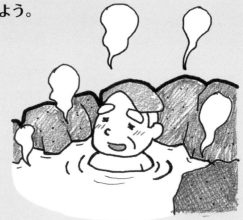

小旅行が出来るくらいにリウマチがましであれば，温泉にいきたいな，どこの温泉がいいですか，と筆者が温泉療法医であることを知ってか知らずかお尋ねになる患者さんも多い。リウマチの痛みが和らぎあこがれの地への小旅行に心弾ませご馳走に口福感いっぱいとなることこそ極上の薬湯だ。源泉掛け流しでないといけないなどと無粋なことを言う必要もない。ただ日程行程をきいて湯あたりと湯の温度には注意を与える。私は，お好きなところにお好きな方と楽しくいらっしゃってください，と申し上げている。もちろん「お好きな方」がどなたかは深く詮索しませぬゆえ。

A　下記のラインアップならどこを薦めよう。

1. 湯俣温泉（長野県）　×
   北アルプス山中高瀬川渓谷という俗界遠く離れた地に，白亜の噴泉塔がそびえ立つ，単純硫化水素泉。但し林道終点から山道を 2-3 時間歩く。おまけにスコップで河原を掘ったりせねばならぬことも。RA 増悪間違いなし。
2. 貝掛温泉（新潟県）　△
   鎌倉時代よりの古湯。ナトリウム・カルシウム—塩化物泉のややぬるめのやわらかく澄んだ湯が心と体を癒す。但し眼病の湯として有名（硼酸を含むから）。
3. 湯川温泉（島根県）　○
   RA 患者さんは女性が多い。となると美人の湯は外せない。全国各地にお国自慢の美人の湯がある中で，日本三美人の湯といえば，川中（上野），龍神（紀伊），湯ノ川（出雲）だ。PH8.4 のナトリウム・カルシウム—硫酸塩・塩化物泉が肌を磨く。同じ島根の玉造温泉も同じく美肌路線でしかもアクセスよくこれも大正解。
4. 湯平温泉（大分県）　△
   古来からの名湯。隣の湯布院が超観光地になった御陰（あおり？）で落ち着いた佇まいが残る。ただし pH9.1 の胃腸の湯として有名。
5. 東温泉（鹿児島県）　×
   穿った岩礁に溢れる湯に沈み込むが良し，砕け散る波のしぶきを全身に浴びるが良し，の硫黄明礬泉。俊寛が流された鬼界が島とはここ硫黄島だといわれている。おまけに巨大噴火火砕流で九州南部縄文文化を壊滅させたといわれる鬼界カルデラの外輪山なのだ。あなおそろしや。でもいってみたーい。秘島の温泉なら青ヶ島（小笠原），硫黄鳥島（沖縄）も素敵そう。でもどうやっていけばいいんだろう。
6. 神和苑（大分県）　△
   別府鉄輪温泉の奥まった地に構える名門旅館。広大な庭園に噴気が立ち昇る，白濁した硫黄泉がブルーに遷りゆく，セレブなロマンチストはこちらにどうぞ。

5. 咳が出る RA 患者

73歳男性。1年前両側手指，足趾の疼痛腫脹，1時間に達する朝のこわばりで発症，RAと診断され，MTX 8mg／週が開始されたが寛解に達さず，半年前からインフリキシマブ（3mg／kg）追加となり無事寛解（SDAI＜1）に達した。一昨日夕方から general fatigue，乾咳，微熱出現とのことで本日受診，両側前胸部下部に coarse crackle を聴取，胸部 CT を撮影した（図1）。

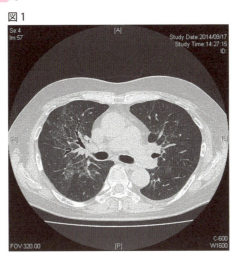

図1

βDglucan は 45 と上昇，インフリキシマブ最終投与は 3 週間前。予定では MTX を明日内服することになっている。現在息切れはない。Room air で SPO2 97％。腎機能に問題はない。

Q6 下記の中でもっとも優先度の高い対応はどれか

1. バクトラミン 12 錠開始する
2. 明日の MTX の服用を中止させる
3. ステロイドパルスをする
4. 来週の呼吸器科受診を予約する
5. セフトリアキソン 2g（ロセフィン®）一日一回点滴

RA 呼吸器病変は，細菌性肺炎，免疫抑制によるニューモシスチス肺炎（pneumocystis pneumonia；PCP 肺炎）やサイトメガロウイルス（cytomegalovirus；CMV），真菌による日和見感染症などの微生物による肺炎のほか，間質性肺炎（interstitial pneumonia；IP），細気管支炎，閉塞性細気管支炎，気管支拡張症，胸膜炎などが知られている。MTX による薬剤性肺炎（MTX 肺炎）は重大な結果を招くが故に要注意だ。頻度は 0.3 ～ 8% と報告により幅がある。最初の 6 ヵ月に多い傾向があるが年数を経ても発症例がある。MTX 肺炎が生じた場合乾性咳嗽，息切れ，発熱などの症状が出現する。ここは患者への重要な教育ポイントだ。β Dglucan も上昇していることが多く，CT 像も中心性の GGO を示すので PCP 肺炎との鑑別が難しいこともある。本例では呼吸状態悪化していないので，仮に PCP 肺炎だとしてもステロイドパルスなどを急ぐ必要はまだない。MTX 肺炎が疑われるとき週一回の服用をやってしまうかやめるかが運命を大きく変える。服用中止を徹底すべきである。

BA でも IP 新規発症あるいは既存 IP 病変の増悪がある。BA の中では使用例数を反映してか TNF 阻害薬に報告が多い（0.5 ～ 3%）。MTX に TNF 阻害薬を追加した後に生じる IP では，TNF 阻害薬そのものによるのか例えばそのアポトーシス細胞除去機構障害や感染が誘因となり MTX 肺炎が生じたのか議論がある。

> Roubille C and Haraoui B. Interstitial lung diseases induced or exacerbated by DMARDs and biologic agents in rheumatoid arthritis: A systematic literature review. Seminars Arthritis Rheum. 2014; 43; 613-626.

A6 もっとも優先度の高い対応はどれか
正解は 2。これを必ず徹底すべき

1. **バクトラミン 12 錠開始する** ✕
   PCP 肺炎は除外できていないからバクトラミン内服自体はよい。バクトラミンの腎障害，血液障害のリスクと，現在の治療緊急性を考慮した場合，12 錠まで内服するか考慮の余地は大きい。
2. **明日の MTX の服用を中止させる** 〇 **4点**
3. **ステロイドパルスをする** ✕
   呼吸状態の経過をみてからでよい。
4. **来週の呼吸器科受診を予約する** ✕
   優先順位という点で不可とする。
5. **セフトリアキソン 2g（ロセフィン）－日－回開始** △ **2点**
   これだけではだめ。

6. 手全体がはれてきました

81歳男性。9月上旬より両手が腫れたとのことで来院，8月中旬より肩や膝のいたみがある，手のこわばり感があるが朝に限らず一日中続く，とのことで来院
手全体は暖かく熱感がある，PIPやMCP関節に特異的に圧痛腫脹があるわけではない。足も全体的に腫れている。聴診上心雑音，頸部・腹部のBruitはない。両側橈骨動脈左右差もない。頭痛，腹痛，肩周りの痛みも特に訴えていない。CRPが8.8と上昇，リウマトイド因子38と弱陽性，抗CCP抗体陰性であった。

Q7 次にとるべき行動としてより適切なものはどれか？

1. プレドニン15mgを処方し，二週間後の来院を指示
2. 手の関節エコーを施行する
3. NSAIDsをだして経過をみる
4. 頸部胸部の造影MRIをオーダーする
5. MTX 6mg週一回服用開始を勧める

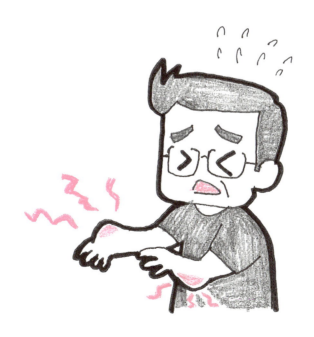

腫れているのはなぜでしょう，と手がさしだされる。その手をみるポイントは，両側対称性か，暖かいか冷たいか，手あるいは指全体の腫脹か，関節がとりわけ腫脹しているか，関節に圧痛があるか，といったところだ，足も同様に全体が腫脹していないかどうかがポイントだ。

もちろん「むくみ」そのものの基本として，局所性か全身性か，pitting か non-pitting edema か，局所であれば静脈，リンパ系の鬱滞，炎症，血管神経など，全身性であれば心，腎，肝や甲状腺，薬剤などを考慮する。pitting では心，腎，肝，薬剤を，non-pitting では粘液水腫やリンパ浮腫を鑑別に入れる。Cold edema だと上大静脈症候群，腎性，心原性の浮腫，偏側性だとリンパ浮腫を考えることになる。強皮症も特に病初期に手全体の腫脹，むくみ感が現れる。強皮症だからといって冷感が強いとは限らない。むしろ病初期には細胞浸潤が強く熱感があるときもある。レイノー現象や虚血によるのか，色調の変化に注意する。暖かい片側性浮腫なら蜂窩織炎も疑おう。

両手が対称性に腫脹するリウマチ性疾患といえば，高齢発症関節リウマチ，リウマチ性多発筋痛症，RS3PE（Remitting Symmetrical Seronegative Synovitis with pitting edema）が三大疾患だ。これらはいずれも高齢者に多くリウマトイド因子陰性（Seronegative）でCRP が高い。

高齢発症関節リウマチは，肩，膝，股関節など大関節の罹患が多い。また急性の発症経過でまず手全体，足全体の腫脹からというパターンが多い。一方リウマチ性多発筋痛症（polymyalgia rheumatica; PMR）は，肩周り，腰回りといういわゆる肢帯周辺部の疼痛が特徴的だが，なかには手足が腫脹する例があり，PMR with distal edema と称される。この後者の手足の腫脹が前面にでた病態が RS3PE だ。この三者の鑑別は難しい。高齢発症RA を診断するコツは，手全体が腫脹しているように見える中に PIP，MCP 関節に腫脹圧痛があることを見分けることだ。もちろん関節エコーや造影 MRI で血管増生を伴う滑膜増殖を検出するのが手堅い。しかしそれでも鑑別がつかない例もあり，まずは 15mg 前後のステロイド治療でスタートし，その tapering を含めた治療経過の中から最終診断を浮かびあがらせば良い。PMR で MTX が有効という確実な証拠はないものの，ステロイドtapering 効果を期待して MTX が追加されることが多く，結局 PMR でも elderly RA でも似たような治療内容になってしまうといえばそれまでだが，前者はステロイド依存性が強く，後者はステロイド以外の治療薬があるので，RA を見極めることは大事だ。RA だと 10 〜15mg の間でも CRP が動き出し始めることがある。

膠原病リウマチ科という看板を掲げて診療していると，受診あるいは紹介される時点で当然リウマチ性疾患にバイアスが生じてしまっている。しかし悪性腫瘍を忘れてはならない。特に偏側性など非典型的な筋骨格症状が目立つときには腫瘍随伴症候群（paraneoplastic syndrome）を疑った方がよい。患者さんは体のだるさや痛みをはやくとりのぞいてもらいたいと思っている。高齢者だと消耗していることも多いからなおさらだ。患者さんには「免疫抑制療法を行うべき病態なのか，逆に行ってはならない感染症や悪性腫瘍をしっか

り否定しましょう，痛みや腫れをとることは大丈夫可能だからまずは精査して否定すべきものを否定しましょう」と説明し十分に納得していただこう。そして治療にはいるタイミングは，患者さんの消耗（activities of daily living），感染悪性腫瘍の可能性などを勘案して決める。

A7 より適切なものはどれか？

<u>正解　2</u>

1. **プレドニン 15mg を処方し，二週間後の来院を指示** ×

   PMR の診断をどうつけるか，除外診断をどうするかがこの問題の趣旨。

2. **手の関節エコーを施行する** ○ **4点**

   RA かどうかに有用。

3. **NSAIDs をだして経過をみる** △ **2点**

   戦略としてはありだが，患者の愁訴と不安の解消には遠い。

4. **頚部胸部の造影 MRI をオーダーする** △ **2点**

   PMR においては側頭動脈炎の合併が多い。頭痛がなくても否定できない。頚部 Bruit や両側橈骨動脈左右差などはないが発症初期ということを勘案すれば大動脈炎あるいは側頭動脈炎などの大型血管炎は否定できない。ただ関節エコー，関節 MRI で RA の可能性が高まるようなら必要性は低下する。

5. **MTX 6mg 週一回服用開始を勧める** ×

   その根拠をどう得るかをこの問題が問うている。

この選択肢のなかでは 2 番が正解となるが，上記のように悪性腫瘍，感染症の除外も平行して行うことの重要性はいうまでもない

リウマチの生活指導

リウマチにならないようにするには何に気をつけたらよいでしょうか，教えて，と患者さん。

Q 以下のコメントではどれがより適切か

1. タバコは間接喫煙を含めてだめです
2. 肉をたくさんしっかりたべて筋肉を鍛えましょう
3. お酒はつきあいも含めて厳禁です
4. 太って糖尿病にならないようにしましょう
5. コンドロイチンやグルコサミンをとりましょう

Part 1　まずは関節から

未病であっても，そして UA（undifferentiated arthritis）ならなおさらのことリウマチにならないように，という願いは切実だ。予防法はありませんか，と頻繁に質問をうける。RA になったらなったでリウマチによい食べ物はありませんか，と食生活で何とかできないかという人が不思議と多い。炎症メディエーターはアラキドン酸代謝カスケードの生産物だが，そのカスケードの基質となる脂肪酸をω-3 不飽和脂肪酸にして炎症惹起力を低くしようという試みは昔から多い。ω-3 不飽和脂肪酸は魚に多い。同様の考えで地中海食がよいという報告もある。しかし食事療法のエビデンスは十分ではなく，むしろ研究期間中に体重減少など有害事象の方が多いと指摘されている。おまけに肉食中心の欧米人ではいざ知らず日本人の普通の食生活では改善の余地は少ないだろう。積極的に患者さんに勧められるほどのものではない。

> Skoldstam L et al. An experimental study if a Mediterranean diet intervention for patients with rheumatoid arthritis. Ann Rheum dis 2003; 62: 208-214.
>
> Hagen KB et al. Dietary interventions for rheumatoid arthritis. Cochrane Database of Systematic Reviews 2009.

とは思うものの，発症率に注目したスウェーデンの前向き研究によると，長鎖 n-3（ω-3）不飽和脂肪酸を 0.21g ／日以上摂取していると平均 7.5 年の観察期間で RA 発症率が 35％低下する。少なくとも 16 年以上にわたって摂取していると，なんと発症危険率が 52％低下するそうだ。こんな話をすると，すでに発症しちゃった患者さんも「魚を食べます」と弾んだ声を聞かせてくれる。

> Di Giusepe D et al. Long-term intake of dietary long-chain n-3 polyunsaturated fatty acids and risk of rheumatoid arthritis: a prospective cohort study of women. Ann Rheum Dis. 2014; 73（11）: 1949-53.

確固としたエビデンスのあるのはタバコだ。抗 CCP 抗体出現に関与し発症の確率を上げ，病態重症化，さらに治療薬の副作用発生と三段階にわたり絡んでくるという話をすると，愛煙家達はつらそうな表情を浮かべながら，やめるように努力します，とはいってはくれるのだが。タバコを吸わないご婦人に間接喫煙も注意ですよ，というと，思いもかけず家庭内不満の蛇口がゆるむので混雑する外来では不用意に口にしないことだ。

Ａ 以下のコメントではどれがより適切か

__正解　4__

1. タバコは間接喫煙を含めてだめです　△

　　間接喫煙に関してエビデンスはないので正解とするのは問題があるのだが，一応常識として。

2. 肉をたくさんしっかりたべて筋肉を鍛えましょう　✕

　　肉食は RA 増悪につながるとされるがアメリカ人での話，日本人で RA 増悪

するなら余程の肉食系。筋肉を鍛えることは重要。

3. **お酒はつきあいも含めて厳禁です** △

アルコールが悪いという直接の証拠はない。アルコールによる血流増加は関節炎増悪の要因になりうる。関節炎活動性の高い時期には控えるべきであろう。適量のアルコールは心理面にも作用するのでむしろ悪くない。ただ「適量」の定義をその人まかせにすると問題だ。

4. **太って糖尿病にならないようにしましょう** ○

肥満になると炎症性サイトカインがでやすいとされる。

5. **コンドロイチンやグルコサミンをとりましょう** ×

通販で盛んに宣伝している。コンドロイチンやグルコサミンは関節軟骨構成成分であるが，それらの経口摂取で改善するということに対しては否定的な論文がある。

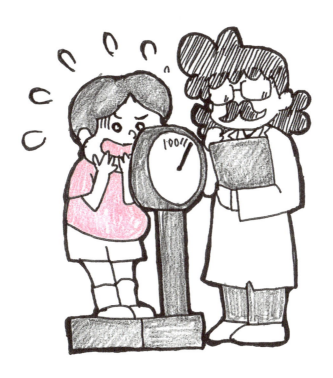

口答試問で MTX 副作用患者教育

私は，血液障害，肝障害チェックと予防は医師の仕事，MTX 肺炎チェックは患者の仕事，とお話している。MTX 肺炎は医者のみていないところで始まるからだ。だから患者教育は非常に大切だ。もちろん MTX 副作用は説明する。しかしそれだけでは心許ない。MTX を処方した次の来院時，私は「副作用はどんなものがありますか」「気をつけるポイントは？」と問う。初回は大概不合格で，2 回 3 回と来院のたびに繰り返す。この口頭試問スタイルは，学生達からと同じく患者さんからもきっと不評だろうが，教育効果は絶大で「身につく」。まじめな患者ともなると，診察待合室で懸命に予習してくれている。そのうち寛解になればいうことなしだ。

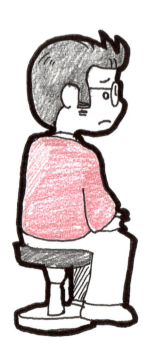
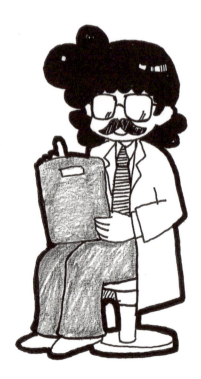

7．関節が急にいたくなった

7-1　63 歳女性

一昨日より左膝が腫れていたい，とのことで週末の夜間救急外来に来院

たしかに左膝は腫れて熱感があり，触ると痛がる，一年くらい前にも同様に疼痛腫脹があり，10 日ほどでおさまったとのことである。とりあえず血液検査をしたところ CRP 8.7，白血球 12300 と炎症と白血球増多を示した。

Q8 **より適切と考えられる対応はどれか？**

1. リウマチかもしれませんねといって，リマチル 200mg 分 2 を処方する
2. これで様子をみましょうとロキソニン 3 錠分 3 を処方する
3. 関節の液を調べましょうと関節穿刺の準備をする
4. CRP 高いのでとりあえずリウマチ科に入院させておく
5. インフルエンザ抗原を調べる

7-2　55 歳女性

一昨日より右肩が痛いとのことでやはり週末夜間救急外来に来院し，ロキソニンを処方され帰宅，翌日外来受診した。右肩は発赤腫脹している。6 ヵ月前近医でリウマチ性多発筋痛症といわれて現在プレドニンを 7mg 内服中。

骨レントゲンには異常なく関節穿刺では細胞数 176000，多核球 75 ％単核球 25 ％　結晶は検出されず，グラム染色陰性であった。

CRP 12870（neutro 78 ％，lymph 11 ％，mono 11 ％），Hb 13.1，plt 27.4，CRP 24.4，BUN 8 Cr 0.5 UA 3.0,

Q9 **この時点でどの対処が適切か？**

1. ABPC ／ SBT（ユナシン S®）3g　一日 3 回点滴
2. 3 日間プレドニン 30mg 追加内服
3. コルヒチン 4 錠分 4 内服
4. メロペネム（メロペン®）1g　一日 3 回点滴
5. フェブキソスタット（フェブリク®）10mg 開始

Part 1 まずは関節から

急性の単関節炎の鑑別がテーマだ。急性の単関節炎を呈する疾患を表3にまとめた。過去に自然軽快した同様のエピソードがあり，急性の経過をたどる単あるいは少数関節炎だと結晶性関節炎（尿酸結晶あるいはピロリン酸結晶）をまず疑う。診断は罹患関節によっては難しいが，できるだけ関節液内の結晶を証明することである。膝関節は関節液がたまると大量になりやすく，穿刺が最も容易な関節だ。関節液がたまると膝蓋骨上端の近位側に腫脹が見られることが一般的である。側方に突出が見られることもある。この突出を圧迫すると反対側に突出が見られることがある（bulge sign）。この時近位側から片手で大腿部上部を握って膝蓋骨下に関節液を絞り込むようにすると膝蓋骨を押したときの浮動感がより強まる（floating sign）。こうした手技で関節液貯留を確認して穿刺するのがよい。

表3　急性関節炎の鑑別

急性単関節炎	急性多発関節炎
細菌性化膿性関節炎 痛風 外傷性関節炎 偽痛風 出血性関節炎 回帰性リウマチ 間欠性関節水腫 骨髄炎	関節リウマチ 全身性エリテマトーデス，多発筋炎／皮膚筋炎，混合性結合組織病，ベーチェット病，多発血管炎性肉芽腫（ウェゲナー肉芽腫） 血管炎（結節性多発動脈炎，高安病，側頭動脈炎） ウイルス性関節炎 白血病 サルコイドーシス 反復性（再発性）多発軟骨炎 血清病 回帰性リウマチ 高脂血症性関節炎

急性単関節炎で感染性関節炎（敗血症性関節炎）の除外を決して怠らない。特に表4に示すような基礎疾患（病歴）がある患者では敗血症性関節炎を積極的に疑う。関節液白血球数は，RA，痛風・偽痛風を含めた結晶誘発性関節炎でも好中球優位の白血球増多を示す。しかし10万をこえるほどのものはまず敗血症性関節炎の可能性が高い。グラム染色，培養を行う。細菌性関節炎は，*Staphylococcus aureus*, *Streptococcus pneumoniae*が起因菌として頻度が多い。本症例はステロイド内服者なので，起因菌が不明の場合，血液培養採取後グラム陽性菌カバーの抗生剤をまず開始しておくのが無難な判断だ。髄膜炎，心内膜炎に伴う場合を忘れずに。

表4　敗血症性関節炎を来しやすい基礎疾患（条件）

80歳以上	人工関節置換術後	薬物・アルコール中毒
糖尿病	直近の関節出術歴	関節内ステロイド注射
関節リウマチ	皮膚感染症	

（**up to date 2015より**）

ピロリン酸カルシウム沈着症（calcium pyrophosphate crystal deposition disease；CPPD）は偽痛風という名で知られる。文字通りピロリン酸カルシウムの沈着により急性の関節滑膜炎を生じる病態だ。膝，手首，MCP関節，肩，肘，脊椎など様々な箇所に生じる。環軸椎にも生じる（crowned dens syndrome）。ピロリン酸カルシウムが沈着して軟骨石灰化を生じ，XPにて関節裂隙にライン状の白い線がみられるのが特徴的だ（chondrocalcinosis）。特に膝・手首関節で観察されやすい。

この軟骨石灰化がみられれば一件落着かというとそうではない。偽痛風は中年以降，しかも慢性型は女性にやや多いといわれ，RA擬似な病態となる。おまけに実際にRAやOAの合併症として生じていることがある。今，目の前の関節炎がどちらの要素によるのかは，そのときのRA activityや経過で考えるしかない。同様に血清尿酸値が高いからと言って痛風と即断しないことも大切だ。逆に痛風発作中は上昇していなかったりする。

Schlesinger N, et al. Serum urate during acute gout. J Rheumatol. 2009; 36: 1287-1289.

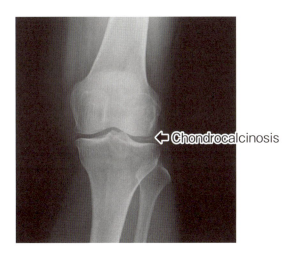

A8 より適切と考えられる対応はどれか？

<u>正解　3</u>

1. リウマチかもしれませんねといって，リマチル200mg分2を処方する　×
   論外
2. これで様子をみましょうとロキソニン3錠分3を処方する　△　2点
   翌日の来院指示ができる日曜夜の当直としてはこれでよいのかもしれない。
3. 関節の液を調べましょうと関節穿刺の準備をする　○　4点
   正統派。それに7-2の症例提示をみれば，これが正解とわかるはず。
4. CRP高いのでとりあえずリウマチ科に入院させておく　×
   昨晩は忙しかったのだなと同情するが，できない研修医の所業。

Part 1　まずは関節から

5. インフルエンザ抗原を調べる　×

調べること自体には問題がないが。

A9　この時点でどの対処が適切か？

正解　1

1. ABPC ／ SBT（ユナシンS®）3g　一日3回点滴　○　4点

上記参照。

2. 3日間プレドニン30mg 追加内服　×

痛風発作に対して 30-50mg のプレドニンという論文がある（Janssens 2008）。一般的には NSAIDs 投与が難しい，複数関節罹患などの症例に限った方が良いという意見もある。感染が除外できていないのならなおさらだ。

3. コルヒチン4錠分4内服　×

痛風，偽痛風とも急性期には NSAIDs，コルヒチン，ステロイドの適応となる。

4. メロペネム（メロペン®）1g　一日3回点滴　×

上記参照。

5. フェブキソスタット（フェブリク®）10mg 開始　×

痛風だとしても尿酸値低下療法開始は炎症がコントロールできる目処がたってから。

Janssens HJ, et al. Use of oral prednisolone or naproxen for the treatment of gout arthritis: a double-blind, randomized equivalence trial. Lancet 2008; 371: 1854-1860.

8. 指が腫れている男性

28歳男性。半年前から右中指が腫れているので来院。右Ⅲ指PIPに腫脹圧痛を認める。一年前より朝起きて動いていると次第に改善してくる腰痛があるとのこと。また時折右の踵が痛くなることがある。3ヵ月ほど前，別の医院を訪れた際に血液検査をうけ，炎症があるがリウマチではないといわれた。腫れがひかないので来院。CRP1.3 リウマトイド因子陰性，抗CCP抗体陰性。

Q10 陽性が予想される試験あるいは兆候はどれか

1. Gaenslen 試験
2. Marcus Gunn 現象
3. Allen 試験
4. Hoover 徴候
5. 逆 phahren 試験

メモ

RA 完成以前

RAを早期に診断できれば素晴らしい。骨破壊が生じる前に直せればいうことない。だから超早期RAをどう診断するかは重要なテーマだ。そこをどう表現するか工夫されている。すでに関節炎が生じているが疾患カテゴリー不明段階のUndifferentiated Arthritis（UA）のさらに前，身体診察上，圧痛腫脹関節ないものの，関節にこわばり感，違和感があり，もしかして，という段階のものをclinically suspect arthralgia（CSA）という。MRIで滑膜炎・腱鞘炎・骨髄浮腫など骨炎（osteitis）の所見がある症例は，高率にRAに移行する

van Steenbergen HW et al. Clinical factors, anticitrullinated peptide antibodies and MRI-detected subclinical inflammation in relation to progression from clinically suspect arthralgia to arthritis. Ann Rheum Dis. 2016 75(10)1824-1830.

RAは遺伝的環境因子を背景とし，抗CCP抗体に代表される自己免疫応答出現を経て発症してくる，というドグマに則って，RA発症前の段階をpre-RAとかPRA（Preclinical Rheumatoid Arthritis）とか呼称する人達もいる。

Part 1 まずは関節から

急性単関節炎の次は慢性関節炎をみてみよう。慢性の単あるいは多関節炎の鑑別疾患をあげる（表5）。

表5 慢性に経過する関節腫脹

慢性単関節炎	慢性多発関節炎
変形性（膝）関節症 機械的損傷 結核性関節炎 神経障害性関節症（シャルコー関節） 無菌性骨壊死 腫瘍 滑膜肉腫 離断性骨軟骨炎 色素性絨毛結節性滑膜炎 （pigmented villonodular synovitis）	関節リウマチ，全身性エリテマトーデスやその他の膠原病 変形性関節症 血清反応陰性脊椎関節症 （seronegative spondyloarthropathy：SpA） （強直性脊椎炎，ライター症候群，潰瘍性大腸炎やクローン病に伴う関節炎，掌蹠膿疱症性関節炎など） 乾癬性関節炎 サルコイドーシス びらん性炎症性変形性関節炎 肥大性骨関節症 慢性痛風性関節炎 再発性多発軟骨炎 神経障害性関節症（シャルコー関節） multicentric reticulohistiocytosis （多中心性細網組織球症）

リウマトイド因子（血清反応）陰性脊椎関節症（seronegative spondyloarthritis；SSA あるいは SpA）とよばれる一群の疾患は，胸鎖関節，脊椎間関節，仙腸関節といった体軸関節の炎症や，腱付着部炎という臨床像を共有する。体軸ではなく末梢関節炎を呈するものもあり peripheral SpA とよばれたりするが，それでも肩，膝，股といった大関節炎が多かったり，指全体の腫脹（指炎）といった特徴がある（表6 血清反応陰性脊椎関節症の範疇に含まれる疾患）。

表6 血清反応陰性脊椎関節症

強直性脊椎炎 乾癬性関節炎 反応性関節炎（以前は Reiter 症候群） 掌蹠膿疱症性関節炎 炎症性腸疾患に伴う脊椎関節炎 分類不能脊椎関節炎 若年性脊椎関節炎 急性前部ブドウ膜炎

腸炎尿道炎のあとに関節症状を生じる Reiter 症候群は，Reiter 博士はナチスとの関係があるということで，Reiter の名前を剥奪された。"Reiter" では陰部潰瘍が出現することがある。再発性口腔潰瘍，あるいは口腔内アフタは頻繁に観察されるが，陰部潰瘍まで出現する疾

患となるとそうは多くない。ベーチェット，クローン，"Reiter" くらいである。手掌や足蹠に水疱を見つけたら掌蹠膿疱症性関節炎の可能性が高くなる。SAPHO 症候群 [滑膜炎（synovitis），痤瘡（acne），膿疱症（pustulosis），骨化症（hyperostosis），骨炎（osteitis）] といわれ，鎖骨などの無菌性骨髄炎を生じることが多い。鎖骨や胸骨の叩打痛，胸鎖関節，胸肋関節の腫脹圧痛に気を配る。皮膚症状との関連なら，もう一つ乾癬性関節炎を忘れてはならない。こうした SpA 群を代表するものは，何といっても HLA-B27 との関連がよく知られる強直性脊椎炎だ。日本人では B39 陽性例もある。こうした疾患は RA 以上に診断に手間取ることもある。XP 的に脊椎炎や仙腸関節炎が完成する前に早期診断したいが，かといって MRI で仙腸関節に炎症を検出しても強直に至らない例もある。

A10 陽性が予想される試験あるいは兆候はどれか

正解　1

1. **Gaenslen 試験**　○　4 点

    ベッドの端に仰臥位とし，片方の膝を抱え込ませ，もう一方の脚を下方に押し下げると仙腸関節が開く。Patrick，Newton とならんで仙腸関節炎のスクリーニングに有用。

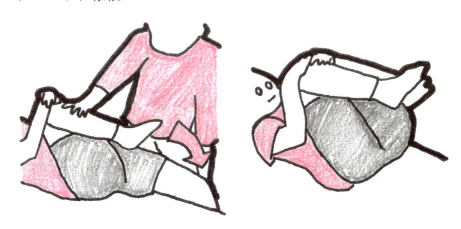

2. Marcus Gunn 現象　×

顎を下げる（口を開く）と，上眼瞼が挙上する現象で，眼瞼下垂を伴うことが多い。下顎神経（三叉神経第3枝）と動眼神経（眼瞼挙筋支配）の異常連合による。

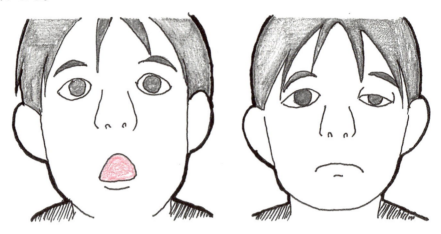

3. Allen 試験　×

患者に手を強く握らせた後，手首で橈骨尺骨両動脈を圧迫し，手を開かせて橈骨動脈の圧迫を解除する。5秒以内に手掌の蒼白状態が解除されれば問題ない。尺骨動脈も同様に確認する。Aライン挿入する際の橈骨尺骨動脈閉塞の有無を確認する手技。しびれのある腕を水平挙上後90度屈曲し，首を反対方向に回旋すると橈骨動脈の拍動が減弱あるいは消失するのが陽性，という同じ名前の検査法がある。この橈骨動脈拍動変化を座位で膝の上においておき，深吸気で息をとめ，患側に首を回旋して検出するのがアドソン（Adoson）試験で，いずれも胸郭出口症候群で斜角筋群による鎖骨下動脈圧迫の有無をみている。

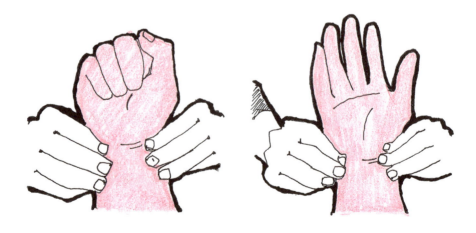

4. Hoover 徴候　×

背臥位で両踵の下に手をおき，一方の下肢を伸展挙上すると通常は反対側の踵が強く押しつけられるが，麻痺では軽くなる。

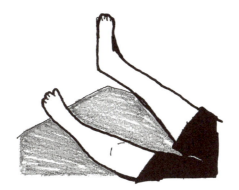
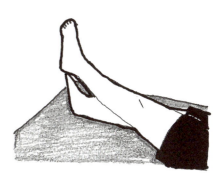

5. 逆 phalen 試験　×

両手を甲同士を押しつけるようにして掌屈位を保持すると，手根幹症候群では正中神経領域に疼痛しびれが生じる，というのが phalen。指先を逆に上方に向けて手掌同士を合わせる背屈位とするのが逆 phalen。筆者はこれを RA の肘，手首，手指関節の疼痛の有無のスクリーニングに使用している。陽性時は prayer sign 陽性という。RA，強皮症などによる手指の屈曲拘縮のスクリーニングにも有用。

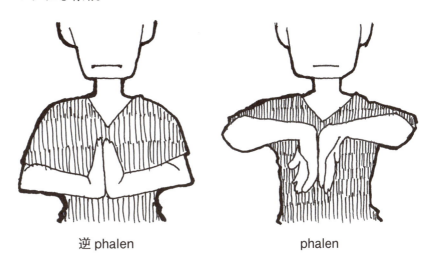

逆 phalen　　　　phalen

RA治療に用いられる生物学的製剤

一般名	商品名	標的分子	標的範疇	製剤
Infliximab	レミケード	TNFα	サイトカイン	キメラ型抗体
Etanercept	エンブレル	TNFα	サイトカイン	デコイ受容体
Adalimumab	ヒュミラ	TNFα	サイトカイン	ヒト型抗体
Golimumab	シンポニー	TNFα	サイトカイン	ヒト型抗体
Certrizmab	シムジア	TNFα	サイトカイン	ヒト化抗体 Fab fragment ポリエチレングリコール化
Tocilizumab	アクテムラ	IL-6受容体	サイトカイン	ヒト化抗体
Abatacept	オレンシア	CD80／86	T-B相互作用	CTLA4（CD80／86リガンド）-Fc融合タンパク
Denosumab	プラリア（ランマーク）	RANKL	破骨細胞形成促進経路	ヒト型抗体

9. 皮疹を合併

46歳男性。6ヵ月前左示指PIPの腫脹疼痛で受診，踵の痛みもある。NSAIDs対応とした。NSAIDs内服継続にもかかわらず左Ⅱ，Ⅲ指PIP，右もⅡ，Ⅳ指PIPに腫脹疼痛が広がり，また両肘も痛いとのことで来院。来院時額部に図2に示すような皮疹あり，CRP 0.5，RF 53（20以下が正常），抗CCP抗体陰性。

図2

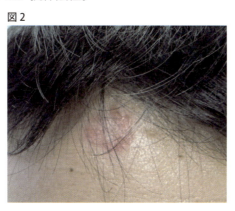

Q11 下記のどの治療が推奨されるか

1. MTX 8mg 週一回開始
2. アダリムマブ（抗TNF抗体）40mg 2週に一回開始
3. ブシラミン 200mg 開始
4. トラムセット 4錠分4 開始

メモ

乾癬治療に用いられる生物学的製剤（抗TNF阻害剤以外）

一般名	商品名	標的分子	標的範疇	製剤
Ustekinumab	ステラーラ	IL12/23p40	サイトカイン	ヒト型MoAb
Secukinumab	コセンティクス	IL-17A	サイトカイン	ヒト型MoAb
Ixekizumab	トルツ	IL-17A	サイトカイン	ヒト化MoAb
Brodalumab	ルミセフ	IL-17A受容体	サイトカイン受容体	ヒト型MoAb

Part 1　まずは関節から

関節炎を伴う確率の高い皮疹といえば，掌蹠膿疱症と乾癬がよく知られている。海外では乾癬患者の約 1 ／ 3 が関節炎を合併するといわれている。

> Christophers E et al. The risk of psoriatic arthritis remains constant following initial diagnosis of psoriasis among patients seen in European dermatology clinics. J Eur Acad Dermatol Venereol. 2010: 24: 548-554.

わが国では合併率 5 〜 14％とされており，皮膚科医の関節症への関心の高まりを反映してなのか，数字は上昇傾向にある。爪，頭部，臀部肛門周囲に乾癬があると乾癬性関節炎（psoriatic arthritis；PsA）発症リスクが高い。関節症状が先行型もあるが，リウマチ医への通院患者では当然ながら皮疹合併率はほぼ 100％で，今はないが過去にあったり，本人が気づいたりしていなかったりする例が多く，病歴を丹念に尋ねたり，皮疹を探したりすることが必要だ。リウマトイド因子（rheumatoid factor；RF）陰性が原則だが，RF の特性を鑑みれば陽性だからといって否定すべきでない。乾癬性関節炎の治療推奨はふたとおりあり，GRAPPA（Group for Research and Assessment of Psoriasis and Psoriatic Arthritis）を示す（表 7）。血清反応陰性脊椎関節症に共通に見られる如く MTX が有効とのエビデンスは少なく，否定的な見解が多い。したがって NSAIDs 無効の場合は BA を導入する。ただし RA のような小関節炎が目立つ末梢関節炎型には MTX が有効で試す価値はある。

表 7　GRAPPA 治療推奨

乾癬性関節炎（PsA）				
末梢性関節炎	皮膚乾癬・爪病変	体軸関節炎	指趾炎	付着部炎
NSAIDs IA steroids DMARDs（MTX, CsA, SSA, LEF） 生物学的製剤（anti-TNFs）	Topicals PUVA ／ UVB DMARDs（MTX, CsA etc） 生物学的製剤（anti-TNFs）	NSAIDs 理学療法 生物学的製剤（anti-TNFs）	NSAIDs Injection 生物学的製剤（anti-TNFs）	NSAIDs Injection 生物学的製剤（anti-TNFs）
治療反応性と副作用の再評価				

CsA；Ciclosporin A, SSA；salazosulfapyridine, LEF；Leflunomide

A11　どの治療が推奨されるか

正解 1 （2 を行うためには 1 が必要となる）

1．MTX8mg 週一回開始　○　4点

本例は手指の所見が目立つので BA 投与の前に試すのは可。

2．アダリムマブ（抗 TNF 抗体）40mg2 週に一回開始　△　2点

ガイドライン的にはこれが正解。わが国で乾癬性関節炎に適応のある抗

TNF阻害剤はインフリキシマブ（infliximab；IFX）とアダリムマブだがRAでは両者ともブロッキング抗体が誘導されるのを阻害するためMTXを併用したほうがよい。併用免疫抑制剤として皮疹が強い例ではシクロスポリンを用いる手もある。BA単独投与なら，ウステキヌマブ（ステラーラ®：IL12／23阻害），セキヌマブ（コセンティクス®：IL17A阻害）の方がよい。

3. ブシラミン200mg開始　×
   RAではない
4. トラムセット4錠分4開始　×
   疼痛コントロールは重要だがそれだけでは。

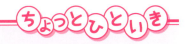

リウマチ患者によいものは何でしょう

Q　どれをお薦めしますか。下記の候補の中で選べ

1. 家族の団欒
2. 孫の御世話
3. 拭き掃除
4. ケーキつくり
5. 社交ダンス
6. ホットヨガスタジオ
7. 井戸端会議

Q　リウマチに効く漫才はどれか

1. 大助花子の夫婦漫才
2. 三吾・美ユルの親子漫才
3. 中川家の兄弟漫才
4. ミキの兄弟漫才
5. 吉田たちの双子漫才
6. 海原やすよともこの姉妹漫才
7. 阿佐ヶ谷姉妹の姉妹漫才

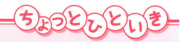

A　リウマチによいもの

1. 家族の団欒：飲食サービスに主婦一人に負担がかかりがちの伝統的スタイルも廃れてきたか　△
2. 孫の御世話：楽しくも疲れる，抱っこしたりして手に過大な負担がかかる。　△
3. 拭き掃除：雑巾絞りと左右へのwipeの動きはRA患者が最も苦痛とする動作の1つとして名高い。しかし最近拭き掃除するヒトは絶滅しつつある。せいぜい水回りを拭く。　×
4. ケーキつくり：ホイップすると手首がおかしくなる　△
5. 社交ダンス：膝足首に負担が結構かかる　△
6. ホットヨガスタジオ：気持ちよく出来る範囲でなら　○
7. 井戸端会議：死語　×

A　リウマチに効く漫才

1. 大助花子の夫婦漫才：夫をくそみそにいいながらの究極の夫婦愛　○
2. 三吾・美ユルの親子漫才：残念ながら関西ですらマイナー　△
3. 中川家の兄弟漫才：話芸，ピン芸，ものまね，どれをとってもどの世代も安心してください　○
4. ミキの兄弟漫才：クライマックスで発語が不明瞭になりがち　△
5. 吉田たちの双子漫才：うまいが笑いの爆発力不足　△
6. 海原やすよともこの姉妹漫才：笑いの進化よりも巨大化の方が進行　△
7. 阿佐ヶ谷姉妹の姉妹漫才：本当は姉妹ではない　×

まだ生物学的製剤がなく，多くのRA患者が痛みと壊れていく体に不安を覚えていた時代のことだ。笑えばRAが良くなる，という研究が発表された，当時日本大学教授だった吉野先生がRA患者に落語をきかせたところ良くなったのだ。RAをはじめとする難病患者の抑鬱状態や痛みの心理，感情と免疫機能の関係といった研究分野のはしりでもあり，患者への深い共感がにじみ出る臨床家の優れた研究であった。しかし筆者がこの論文の審査員（reviewer）であれば「笑いの威力に疑義あり」と即座に掲載却下しただろう。だってRA患者の皆さんを前に研究成否を左右する大事な一席を講じたのはあの落語家なんだもの（ラーメン，笑点で有名，当時は真打ち昇進前，名を特に秘す）。

　　Yoshino S, Fujimori J, Kohda M.Effects of mirthful laughter on neuroendocrine and immune systems in patients with rheumatoid arthritis. J Rheumatol. 1996 23: 793-794.

笑いは難しい。笑う方も笑いを作る方もその人の来し方と文化を背負っているから。でも患者は少しでもよいものを願っている。

10. 治療中止後の再発

28歳で第一子出産1ヵ月後から両膝，足首，手首に加え両足趾手指にも疼痛が広がり，朝のこわばり2時間となり受診，CRP 1.7，多数の関節の腫脹圧痛，からRAと診断され，MTXを10mgまで増量されるも寛解に至らず，インフリキシマブ（IFX）導入，IFX 180mg（3mg／kg）では効果不十分で300mg（5mg／kg）4週ごとで寛解，MTXに加え6週ごとのIFX投与で寛解維持半年たったところで経済的理由からIFX中止となった。中止半年後右手Ⅱ－Ⅳ指MCP腫脹圧痛が再発したので再び受診した。本人は近いうちに第2子妊娠出産を希望している。発症時抗CCP抗体229と高値，RFは111.6と陽性であったが，治療によりいずれも陰性化している。

Q12 この再発に対して下記の中ではどの治療方針が最も適切と考えられるか？

1. IFX再投与して寛解を達成してからの妊娠を勧める
2. エタネルセプトをMTXに加える
3. MTXを中止しセルトリズマブ単独
4. MTXを中止しアバタセプト単独で治療
5. MTXをタクロリムスに切り替えIFXとのコンビネーションで治療

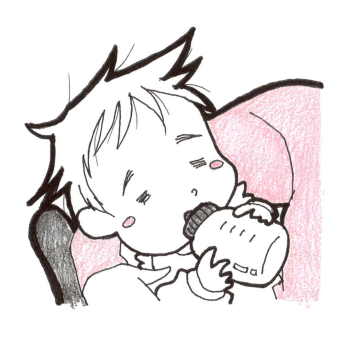

Part 1　まずは関節から

RA の治療には，医学的な条件のほかに，患者の経済，スポーツ・受験などの学校生活，周囲のサポート体制など様々な要素を患者とともに勘案して治療戦略を組み上げる。適齢期の女性にとって大事なイベントの一つが妊娠出産だ。一般に RA は妊娠したらよくなるといわれるが，そうなるのはおおむね半数に留まる。また出産後ストレスそのものや，赤ちゃんのお世話で手への負荷の増大による増悪，授乳中の薬剤にも展望が必要だ。寛解を達成してから計画的にというのは大原則だが，妊娠のタイミングこそ諸事情でいろいろ変わるものだ。

本例は生物学的製剤で寛解が達成されており，強力な治療を展開しないと RA がコントロール出来ない可能性が高い。もう一度 IFX + MTX で寛解を達成し，drug free として妊娠し，妊娠による RA 疾患活動性軽減を利用して出産まで持ち込む，という戦略が理想的だが，目論見通りに行くとは限らない。MTX 存在下でも寛解持続期間が短いのも気になる。妊娠中は MTX 中止が原則なので，妊娠中の治療継続を視野に入れると，妊娠で比較的安全性が高いのでは，といわれているエタネルセプト（etanercept），アバタセプト（abatacept），セルトリズマブ（certolizumab）の単独使用も候補となろう。いずれも Fc レセプターがないか単量体なので，胎盤にある FcRn によるトランスポートを受けにくいと考えられるからである。もっともこれらの薬剤でも実際には胎児で検出されるという報告もある。しかも添付文書上認められた治療ではないので，その必要性を患者さんと十分に話し合う必要がある。

A12　どの治療方針が最も適切と考えられるか

<u>正解　3 または 4</u>

1. **IFX 再投与して寛解を達成し Drug Free での妊娠を勧める　×**

   MTX は妊娠時には禁忌だ。だとすると IFX + MTX 施行してもその中止後 Drug Free としても妊娠成立までもつかわからない。

2. **エタネルセプトを MTX に加える　×**

   エタネルセプトという選択はありだが MTX が禁忌。

3. **MTX を中止しセルトリズマブ単独　○　5点**

4. **MTX を中止しアバタセプト単独で治療　○　4点**

   どちらも良い。アバタセプトはリツキシマブ有効例で指摘されているように抗 CCP 抗体陽性例など B 細胞応答が明瞭な症例で有効だという報告もある。本例では TNF 阻害が有効であったという実績と，作用機序が異なる薬剤を試す時間的余裕があるかという点を考慮してセルトリズマブやエタネルセプト単独治療かなという選択が浮かび上がる。そこは妊娠までの時間的余裕を含めた患者さんとの話し合いが極めて大事。

5. **MTX をタクロリムスに切り替え IFX とのコンビネーションで治療　×**

   MTX が妊娠禁忌であることに配慮した作戦のようにみえて，タクロリムス（tacrolimus；TCR）も禁忌。

Part 2

様々な痛み

1．関節痛と腹痛

48 歳女性

既往歴：子宮筋腫

三週間前より左目が充血，一週間前より微熱，両足首・膝に疼痛，下腿に有痛性の直径3cm ほどの紅斑が出現。腹痛が加わったとのことで救急外来受診。右下腹部に圧痛，反跳痛，筋性防御を認める，踵落とし試験陽性，緊急単純 CT を示す（図 3）。

図 3

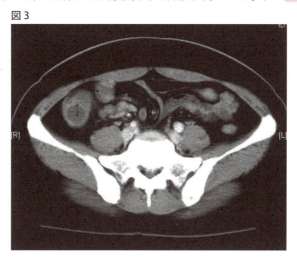

CRP 1.3，ESR 58，WBC 8270，左目は眼球周囲を主体に充血しており，眼科受診でブドウ膜炎（虹彩炎）と診断された。下腿の紅斑は結節性紅斑。

口腔潰瘍・陰部潰瘍なし，毛嚢炎・針反応なしだが腸管型ベーチェット病と診断，プレドニン（プレドニゾロン®；PSL）初期量 60mg とメサラジン（ペンタサ®）にて治療開始，症状改善し PSL 減量したが，PSL 15mg で腹部症状軽度再発，エコーで腸管浮腫を呈す。

Q13 今後治療をどうするか

1. ステロイドパルス
2. アザチオプリン追加
3. PSL20mg で維持
4. インフリキシマブ追加
5. 好中球除去療法

ベーチェット病は不思議な病気だ。HLAB51との関連が強く，日本，韓国，中国からトルコ，はては地中海沿岸までシルクロード沿いに患者が多いというその分布の妙もさることながら，粘膜皮膚，関節と脈絡なく病変を間歇的に顕しつつ，眼や中枢神経系に深刻な障害を残す。小血管周囲の炎症細胞浸潤と好中球の異常活性化が特徴的だがその実態は不明だ。症状が持続するというよりは前触れなく間歇的に襲ってくる。

眼はブドウ膜炎だ。前部ブドウ膜炎は前房蓄膿を示す。虹彩毛様体炎（前部ブドウ膜炎）をきたす疾患はいろいろあるが（リウマチ性疾患領域だと，乾癬性関節炎，強直性脊椎炎など），ベーチェットでは遊走集積してきた好中球の流動性が高い（さらさらな）ので，界面を形成し，前房蓄膿となる。後部ブドウ膜炎はすなわち網膜の障害であり，それゆえ進行すると失明する。

中枢神経系合併症には，小脳，脳幹部，大脳基底核を中心に髄膜炎・脳炎を呈する急性型に加えて，慢性進行型といわれるタイプは文字通り進行し，人格障害や痴呆にいたる。こうした深刻な臓器障害に TNF 阻害療法が試みられる。

生命予後に重大な影響があるという観点から，この神経ベーチェットに血管型，腸管型を加えた 3 つの特殊型があるのがベーチェット診断の特徴だ。眼症状，再発性口腔内アフタ性潰瘍，外陰部潰瘍，皮膚の主症状 4 つがそろったものを完全型，揃わず副症状の有無を加えて判断するのを不全型という。特殊型は少なくとも不全型を満たさねばならないが血管，神経，腸管それぞれ副症状の項目なので，副症状の項目をいわばダブルカウントして特殊型ベーチェットの診断を下すのかが問題となる。その臓器症状がベーチェットによるものかの鑑別が難しいことがあるからだ。

腸管型ベーチェット典型例は回盲部潰瘍病変だ。鑑別は，潰瘍性大腸炎，クローン病などの炎症性腸疾患や単純性潰瘍（simple ulcer）で，特に単純性潰瘍は回盲部近傍の打ち抜き様の潰瘍病変を定型としており，所見的にはベーチェットと区別が困難である。従って，ベーチェットぽい症状がほかにあるかどうかが診断を左右する。しかし，腸管病変が先行し，あとから粘膜皮膚症状が出現する例もある。口腔内アフタを繰り返している人は少なからずいる。そこに回盲部潰瘍が加わったらどうなるか。主症状，副症状各 1 つで「ベーチェット疑い」という範疇となるが，その潰瘍病変は果たしてベーチェットなのか単純性潰瘍なのか。HLAB51 例は腸管ベーチェットでは少ないといわれており，決め手にならない。本例は眼症状まであり，診断的に楽勝だった。なお副症状としてとりあげられているのは回盲部病変だが，ベーチェットの消化管病変としては食道病変も知られている。

回腸病変は盲腸病変にくらべて穿孔しやすいとされる。ステロイドへの反応は基本的によいことが多いが，漫然と長期に使用すると逆に穿孔リスクが増すという説がある。症状改善をみながら短期に使用するのがコツだ。ただ減量すると再発例がある。この腸管型ベーチェットでも TNF 阻害療法が適用され有効である。内視鏡的に寛解することが長期予後に重要だと言う報告がある。

　　　　Yim SM et al. Mucosal healing predicts the long-term prognosis of intestinal Behçet's disease. Dig Dis Sci. 2014. 59（10）: 2529-35

外陰部潰瘍も同様の問題を抱える。外陰部潰瘍をきたす疾患はそう多くない。頻度的には
ヘルペス感染症を含め性感染症が多い。口腔内アフタに外陰部潰瘍が加われば，これは？
というところだが，粘膜皮膚症状という点では，多形紅斑，扁平苔癬，尋常性天疱瘡を鑑
別に入れる必要がある。さらにはクローン病，潰瘍性大腸炎，反応性関節炎などでは，関
節症状やブドウ膜炎まであることもある。Lipschütz 潰瘍は若年女性に多い急性の病変だ。
但しこれをベーチェット関連病変だという人もいる。伝統的に pseudo-Behçet という言
葉があるくらい，ベーチェットの診断は難しい。

A13 今後治療をどうするか

正解　4

1. **ステロイドパルス**　×

   ステロイド治療するとしても，病歴からは大量療法で十分でパルスのリスク
   を冒す理由がない。それにステロイド tapering したときにまた同じことに
   なる可能性がある。

2. **アザチオプリン追加**　△　2点

   エビデンス的に抗 TNF 阻害剤（インフリキシマブ，アダリムマブ）に劣る。
   ただインフリキシマブはマウス／ヒトキメラ抗体であり，二次無効を誘導す
   る抗キメラ抗体ができやすい。アダリムマブも完全ヒト型ではあるが，二次
   無効の可能性がある。それを防ぐため免疫抑制剤併用が望ましく，奏功して
   ステロイド tapering が進むとなるとなおさら備える必要がある。こうした
   観点からアザチオプリンを先行併用するという戦略は正しい。

3. **PSL20mg で維持**　×

   例えば SLE では免疫バランスを保つためステロイド維持量と言う概念があ
   り，IgG や補体値の動きにもそれが現れる。ベーチェット病ではそのライン
   が判然としない。

4. **インフリキシマブ追加**　○　4点

   腸管ベーチェットにも有効。教科書的にはこれが正解。アザチオプリン併用
   が望ましい。

5. **好中球除去療法**　×

   UC のような炎症性腸疾患では有効だが腸管ベーチェットでは有効例が少な
   い。

Part 2　様々な痛み

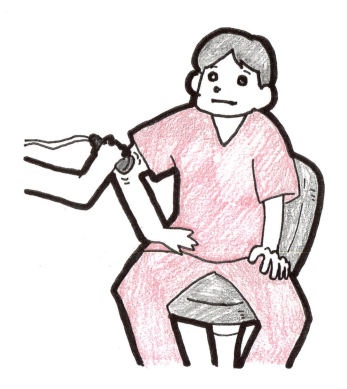

2. 首が痛い

36歳男性

生来健康で，会社の半年前の健康診断では何も指摘されていない。

1週間前から右頸部に違和感を覚えるとのことで受診。

右頸部総頸動脈分岐部上に圧痛点がある。両頸部，鎖骨上窩，鎖骨下に血管雑音聴取せず，発熱無し，jaw claudicationなし，視野視力に問題なし，身長174cm，体重51kg，造影MRIを図4に示す。撮像範囲の上行大動脈，大動脈弓部，鎖骨下動脈には所見無し，Labo data上もCRP上昇など炎症所見は認めない。

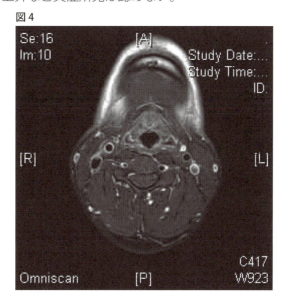

図4

Q14 現時点で適切と考えられる対応はどれか

1. プレドニン40mg内服を開始する
2. 頸部の造影CTを撮影する
3. バイアスピリン100mg内服を開始する
4. 経過を見る（何もしない）

Part 2　様々な痛み

大動脈炎は早期診断が難しい疾患だ。脈無し病や高安動脈炎といった名称の由来となるような血管狭窄・網膜病変が完成する前に診断をつけたい。無症状が多く，不明熱や原因不明の CRP 上昇を手がかりとして，近年は MRI，PET などの画像的検索が頼もしい。

逆に症状があればどうだろう。頸部痛探索での造影 MRI で頸動脈血管壁の炎症が見つかった，早期であれば頸部に限局されていても何ら不思議ではない，だからこれは大動脈炎だ，早期診断に成功，と喜ぶのは早い。

carotidynia（頸動脈痛）という疾患概念がある。これは頸動脈の走行に沿った前頸部の疼痛と圧痛で 1927 年に報告された。片側性が多いが両側性（約 10％）もある。病理学的には血管外膜の慢性かつ非特異的な炎症所見のみで巨細胞肉芽腫はもちろんない。CT，MRI で頸動脈球部の血管壁肥厚や血管周囲の造影効果を有する軟部組織陰影を呈することがある。おまけに PET-CT でも集積がある。国際頭痛学会による診断基準が示すように（表8），self-limited なものが多く大概痛みは 2 週間以内に自然軽快するが，慢性化するものも報告されており臨床経過だけで鑑別できないこともある。痛みが主体の時はこうした病態を頭にいれてステロイドの安易な処方は待った方がよい。痛みに対しては NSAIDs 対応でよい。

> 丸山裕美子ら，Carotidynia の超音波および CT 画像評価．日本耳鼻科学会雑誌 108: 168-171, 2995.

表8　国際頭痛学会による Carotidynia の診断基準

A. 頸動脈に少なくとも次の項目が 1 つある
　　1. 圧痛　2. 腫脹　3. 拍動増強
B. 適切な検査によっても器質的な異常は認められない
C. 痛みは患側頸部で，同側の頭部に放散しうる
D. 2 週間以内に自然治癒する症候群である

A14 現時点で適切と考えられる対応はどれか

正解　4

1. プレドニン 40mg 内服を開始する　×

眼症状など差し迫った危険がなければ治療に大慌てにならなくてよい。逆に眼科受診させ対応を急がねばならない病変がないことを確認すべきということだ。

2. 頸部の造影 CT を撮影する　×

MRI で情報がとれている。放射線に曝露するのなら他に病変ないか胸腹 CT の方を撮ろう。

3. バイアスピリン 100mg 内服を開始する　×

巨細胞動脈炎では，少量アスピリンが失明，脳血管障害予防に有効である。

高安動脈炎でもそのアナロジーから用いられる。ただそもそもこの例では，大型血管炎と判断するかが問われている。

4. 経過を見る（何もしない）　○　4点

本例のような病歴の場合は，他に病変ないか探しながら症状の経過を観察し，治療適応の有無を考慮すべきだ。眼科受診は必要。

本症例は一ヵ月たっても CRP 陽性と画像所見改善せず，大動脈炎早期と考えざるをえず結局ステロイド治療に踏み切った。疼痛も MRI 所見も改善した。

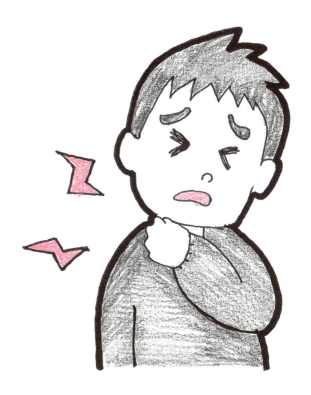

メモ

高安動脈炎と巨細胞動脈炎，そして眼

高安動脈炎と巨細胞動脈炎（Giant Cell Arteritis（GCA））とも大型動脈を冒す血管炎だ。両者とも病変がスキップして進展し，病理学的に区別は難しい。前者がアジアの若い女性，後者はコーカサス系・高齢者に多いので，診断に年令制限を設けたり，高安動脈炎は大動脈とその第一分枝を主座とする，といった「棲み分け」が何となく図られている。しかし，右内頚動脈（①腕頭動脈②総頚動脈③内頚動脈で三番分枝）が初発ならいったいどっちなんだ。おまけに世の中高齢者だらけで，もう高安など稀な疾患になるのだろうか。

眼症状をみてみよう。眼科医高安の名を冠して「眼と言えば高安動脈炎」と思われがちだが実は巨細胞動脈炎の方が眼には要注意だ。両者とも眼底の虚血性病変である。高安の眼病変 stage Ⅰは静脈の拡張で，有名な花環状というのは動静脈吻合であるから，吻合ができあがる時間を考えると結構慢性の虚血性病変である。腎動脈閉塞による高血圧性の眼底変化も多い。

GCA では眼動脈分枝の短後毛様動脈の血管炎による閉塞が前部虚血性視神経症（anterior ischemic optic neuropathy：AION）をきたす。AION による視神経乳頭蒼白浮腫の所見があると失明の危機が迫っている。霧視，幻視，複視などの症状，中でも一過性黒内障があると危険だ。一方に AION の所見があれば数日内に僚眼失明するといわれている。昔の話だが GCA 剖検例の殆どにこの短後毛様動脈や眼動脈領域に血管炎があるらしい。

Wilkinson IM, Russell RW. Arteries of the head and neck in giant cell arteritis. A pathological study to show the pattern of arterial involvement. Arch Neurol. 1972; 27 (5) : 378-91.

そもそも GCA は頭痛，頭蓋の疼痛，顎跛行など，首より上の症状が多い。側頭動脈は外頚動脈分枝だが，側頭動脈から外頚から内頚，眼動脈，短後毛様動脈と skip bombing していくかのようだ。この首から上に多い病態を cranial type（頭蓋型）といい，GCA の特徴である。この高安動脈炎との違いは民族差なのか年令による表現型の違いなのかが不明だ。なお不思議なことに，側頭動脈炎といえば PMR 様症状が有名だが，PMR 症状があると視力障害を含めた cranial ischemic 症状が少ないといわれている。ついでながら GCA の大動脈中心に病変のあるタイプを large cell type というので，へたをすると高安動脈炎は GCA の１タイプに押し込まれかねない。

3. 足趾が黒くて痛い

77歳女性。2月にはいってから右足趾Ⅱ番が色調不良で痛い。中旬から左母趾も同様の色調不良疼痛が生じたとのことで3月2日紹介受診。
手を拝見すると写真（図5）のようだった。

図5

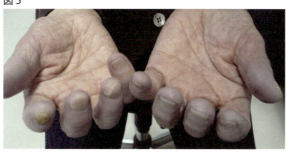

Q15 疑われる病気は？

1. 関節リウマチ
2. 強皮症
3. 閉塞性動脈硬化症
4. ベーチェット病

Q16 治療はどうする

1. リプル®（リポPGE1）を投与する
2. リバーロキサバン（イグザレルト®）を内服させる
3. オサグレルナトリウム（カタクロット®）を開始する
4. アルテプラーゼ（アクチバシン®）を開始する

Part 2　様々な痛み

手の冷えを気にする方は多い。程度は様々で，いわゆる冷え性，霜焼けレベルからレイノー，はては虚血となると問題だ。レイノー症状は原則として，四肢末端手指足趾動脈の攣縮による可逆性の虚血だ。膠原病に伴うものを二次性のレイノーというが，強皮症などでは動脈内膜の肥厚が生じ，攣縮だけでなく血管自体が狭窄し非可逆性の要素が加わって虚血が進行してくることがある。そうなると pitting scar，digital infarction，nailfold bleeding といった徴候が出現する。写真のように紫色というか暗赤色を呈して冷感ある状態を acrocyanosis といい，血管病変が進行してくるとみられやすい。血管が閉塞すると指（趾）尖潰瘍や壊疽に至る。強皮症以外では Buerger 病や閉塞性動脈硬化症（arteriosclerosis obliterans；ASO）がよく知られる。

こうした四肢の冷感，色調不良を呈した患者の診察時に，手指の皮膚硬化，浮腫（puffy finger）があれば強皮症を疑うことはさほど難しくない。しかし中には皮膚硬化なく血管病変や肺病変を生じる例がある（sine scleroderma）。

レイノー症状は，寒冷刺激や緊張心理からくる交感神経系の興奮に始まるため暖かくして刺激を回避予防する。従来より経口プロスタグランジンや，アンプラーグ，当帰四逆加呉茱萸生姜湯，当帰芍薬酸加附子などの漢方が用いられているが著効を示すわけではない。エンドセリン受容体拮抗薬のトラクリアも期待されたほどではない。こうした冷感色調不良を呈する患者の指趾に疼痛が生じると，虚血による組織壊死が始まってしまったことを教える。潰瘍や四肢壊疽につながる。最近脳梗塞や心筋梗塞対策に抗血栓薬が次々に上梓されているが，残念ながら強皮症の血管閉塞性病変への有効性は確立されていない。リポ化製剤で経過をみざるをえないことが多い。全身性エリテマトーデス（systemic lupus erythematosus；SLE）で指趾の急性動脈閉塞を生じることがあり，この際には血管炎的機序が想定されステロイドを併用されることもある。

A15　疑われる病気は？
正解　2
1. 関節リウマチ　×
2. 強皮症　○　4点
3. 閉塞性動脈硬化症　×
4. ベーチェット病　×

A16　治療はどうする
正解　1
1. リプル（リポ PGE1）を投与する　○　4点
　　リポ化プロスタグランディン製剤
2. リバーロキサバン（イグザレルト）を内服させる　×
　　Xa 阻害薬：Af，脳血栓，DVT 肺塞栓の予防に適応

54

3. **オサグレルナトリウム（カタクロット）を開始する** ×

   トロンボキサン合成酵素阻害薬

   脳梗塞急性期の抗血小板薬。指趾末梢動脈急性閉塞に有効かもしれないがエビデンスも保険適応もない

4. **アルテプラーゼ（アクチバシン）を開始する** ×

   tissue plaminogen activator；脳血栓，心筋梗塞の急性期に適応

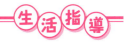

シェーグレン症候群の女性に生活指導

日常生活でどんなことに気をつけていますか，と問うた時のシェーグレン症候群患者からの返事。

Q 以下の中で，それはあまりよくありませんね，と注意を促した方がよいコメントは

1. お茶をたくさん飲むようにしています。一回にコップ一杯 200ml はのみます。
2. 外出時にはマスクをしています。
3. 歯磨きを丁寧にしています。
4. 浅田飴をなめながら寝ると楽です。そうでないと寝たあとのどが渇いてひりひりします。
5. ペットボトルを持ち歩いて水分をとっています。午後の紅茶が一番好きです。

シェーグレン症候群は，腺外症状といわれる内臓病変や悪性リンパ腫が生じなければ生命予後にはさほど大きな影響はない疾患だとはいえ，日常生活では始終不快な思いをすることの多い疾患だ。口腔乾燥症状に悩む人は多い。電話でおしゃべりしても，ちょっとうたたねしても，口が乾いてくる。唾液分泌低下が進行すると，舌乳頭が萎縮し，味覚の変化や，苦みを強く感じるようになる。痛みが出ることもある。うつ症状が有意に多いという報告もある。オーラルバランス，オーラルウエット，絹水，バイオティーンなどの口腔保湿剤がよかったり，唾液分泌改善剤で少し良いと言っていただける方々もいらっしゃるが，外来では日常生活の悩みの聞き役になるしかない。

A 以下の中で，それはあまりよくありませんね，と注意を促した方がよいコメントは

<u>正解　5</u>

1. **お茶をたくさん飲むようにしています。一回にコップ一杯 200ml はのみます。** △

   水分頻回摂取はよいが，一回に多量に摂りすぎると，ただでさえ少ない口腔内の粘液成分が洗い流されてかえって口腔乾燥症状が悪化する場合もある。

2. **外出時にはマスクをしています** ✕

   マスクは口腔乾燥症状防止に役立つ。外出時だけでなく，睡眠時も含めて常用がベター。✕だが完璧ではない

3. **歯磨きを丁寧にしています。** ✕

   唾液の大事な働きの１つが口腔内の清浄や殺菌作用。齲歯が多いのがシェーグレン症候群患者の特徴。

4. **浅田飴をなめながら寝ると楽です。そうでないと寝たあとのどが渇いてひりひりします** △

   ガムや飴で唾液分泌が促される。のどもすっとするといって，特にのどあめを好む方もいる。注意するべきポイントは，砂糖だ。上記のように齲歯に繋がる。キシリトールガムはよい。浅田飴もシュガーレスがあるようだが。

5. **ペットボトルを持ち歩いて水分をとっています。「午後の紅茶」が一番好きです** ○

   ペットボトルを持ち歩いて頻回に水分摂取するのはよい。ペットボトル飲料につきもののアスパルテームなどの人口甘味料は健康被害を引き起こすと警告する人達もいるが，虫歯に関してはそれほど問題ないようで，シェーグレン患者では不問にせざるをえないか。しかし「午後の紅茶」はちゃんと立派に本物の砂糖が入っている。

4. 皮疹と腹痛

34歳男性

5日前右アキレス腱部の痛みを自覚，その夜入浴時両下肢の皮疹に気づいた。3日前から両膝関節痛，昨晩より腹痛，下血があった，皮疹の写真（図6）を示す

図6

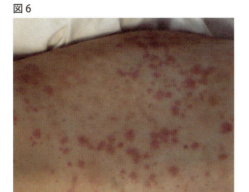

Q17 次の臨床検査項目で低下していることが予想されるのはどれか

1. 血清 IgA
2. 血漿 Facror XIII
3. 血清ハプトグロビン
4. 血清 CH 50

Part 2　様々な痛み

Henoch-Schönlein purpura（HSP）は，IgA 型の免疫複合体が皮膚，腎臓，腸管などの小型血管を侵襲する血管炎だ。2012 年の Chapel-Hill での血管炎分類見直しで，人名がはずされて IgA 血管炎（IgA vasculitis）という名称になった。主に小児に多いが成人も発症する。小児例も成人例も血液凝固因子の XIII 因子が低下することが知られており，腎症状よりも関節や腸管症状の強い例で低下しやすい。その XIII 因子の補充が治療に用いられる場合もある。

HSP の紫斑といえば palpable purpura が定番だ。皮膚の真皮上中層（浅めということ）の炎症による細胞浸潤と浮腫を触知するのだ。ちゃんと palpable できず紫斑だけということもある。なお皮膚の下層（真皮下層から皮下脂肪織）の血管炎ならしこり（結節）状に触知する。生検して診断を確定させることが大切だ。

紫斑が両下肢一面にわっとでたりするのに動転してはいけない。腸管や腎が冒されているかを見極める。それに腸管症状や血尿まであっても軽ければ自然軽快することが多い。強い腹痛，下血，CT で腸管浮腫，持続する腎症状などあればステロイド治療を考慮することになる。皮膚症状だけならレクチゾールという手もある。

> Matayoshi T et al. Clinical significance of Blood Coagulation factor XIII activity in adult Henoch- Schönlein purpura J. Nippon Med Sch 2013: 80（4）268-278.

A17　次の臨床検査項目で低下していることが予想されるのはどれか

__正解　2__

1. **血清 IgA**　×
   小血管レベル（主に毛細血管，細静脈あるいは細動脈）血管壁に IgA の沈着を認める。しかし血清 IgA は正常範囲内あるいはむしろ上昇，低下はしない

2. **血漿 Facror XIII**　○　**4点**

3. **血清ハプトグロビン**　×
   溶血ではないので低下しない

4. **血清 CH50**　△　**2点**
   IgA 型ではあるが免疫複合体性血管炎であるので，補体低下例も報告されている

5. 下肢がしびれて痛い

58歳男性

主訴　両下肢痛，発熱

2〜3ヵ月前から右足底に疼痛があった，入院12日前急に右足趾にしびれが生じ，痛み増悪，9日前には右脚全体に力が入らない感覚となり，さらに左足首より遠位もしびれて力が入らず，一週間前整形外科受診したところMRIで脊柱管狭窄症と診断され，手術予定で入院となった．

入院後38度の発熱があり，下肢疼痛も増悪中，CRP陽性の鑑別のため膠原病科に対診となった。心音に異常なし，背側右下部でfine crackle聴取，副鼻腔圧痛なし，両足の底屈背屈とも不可，両側下腿外側及び足首から遠位に触覚振動覚とも低下が認められる。既往歴17歳から副鼻腔炎，48歳から気管支喘息

RF 44.6，MPO-ANCA 105，PR3-ANCA（−），CRP 9.8，WBC 16360（Seg 38%，Eos 50%，Lym 12%），Hb 12.2，RBC 403，Ht 36.0，Plt 23.5，尿Pr（−），Glu（−），OB（−）

Q18 この病態から予想される疾患に関して間違っている記述はどれか

1. 網膜血管炎が多いので，眼科受診させ視野視力の異常のチェックを行う
2. 80％以上でpANCA陽性となり診断の決め手となる
3. CK値異常，筋力低下，運動時痛がなければ筋MRIを撮る必要性は低い
4. 腹痛，下痢があれば，腹部血管炎を疑い，まず造影CTあるいは血管造影を施行する
5. 胸痛の訴えがなければCAGは無駄である
6. 副睾丸炎を生じることがあるので泌尿器科を受診させる

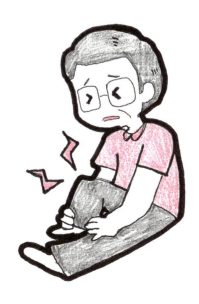

神経性疼痛患者にたまたま MRI で脊柱管に所見があったため，整形外科手術が企図されてしまった，という症例である。炎症があったので，当科にお鉢が回り，運動感覚障害から，血管炎による多発単神経を疑い，神経筋生検で血管炎を確認した。

治療方針決定には血管炎のタイプ診断と病変の広がり（重症度）把握が重要だ。血管炎領域は 1994 年の Chapel Hill Consensus Conference（CHCC 1994）に続き，CHCC 2012 で名称や定義が変更された。中でも Wegener の名がナチスとの関係から抹消され，granulomatosis with polyangiitis（GPA）となったが，この事件の余波でなんとロシア系ユダヤ人 Churg の名もはずされ，eosinophilic granulomatosis with polyangiitis（EGPA）に名称が変更となった。日本語病名では独特のこだわりがあるのかないのか，GPA は多発血管炎性肉芽腫，EGPA は好酸球性多発血管性肉芽腫症だ。MPA ／ GPA ／ EGPA と並ぶのだから，英語発想での語順，病態から言っても末尾は血管炎（angitis）で統一すべきだと思うのだが，秀才達の直訳は門外漢の理解を超える。

GPA も EGPA も上気道に病変があり，好酸球上昇を伴った GPA は EGPA と鑑別が難しいときがある。逆に好酸球増多が明らかではなかったり後から喘息が発症する EGPA などの難しい例もある。MPA ／ GPA では ANCA 陽性率は 80-90％に達するが，EGPA では pANCA 陽性率 30 ～ 40％にとどまる。本例では病歴上アレルギー歴（気管支喘息），副鼻腔炎から EGPA が想定しやすかった。

Five factor は治療強度決定に今でも有用な考え方だ。全身血管炎（MPA，PAN，GPA，EGPA）の 5 年生存に関わる予後不良因子として当初腎障害（クレアチニン 1.58mg ／ dl 以上），蛋白尿（1 日 1g 以上），脳血管障害，心障害，重度消化管虚血の 5 つが挙げられたが，蛋白尿，脳血管障害は有意でないとされ，代わりに 65 歳以上が加わった。Five Factor は cyclophosphamide 使用の参考とされていたが，高齢は CPA 投与の理由にはならないだろう。

> Guillevin L et al. The Five factor score revisited. Ann Intern med 2011; 90: 19.

EGPA で最も強い予後不良因子は心障害だ。心膜炎，冠動脈炎に加えて心筋障害が最も多い。15-60％に達するという報告もある。ANCA 陰性 EGPA に多いという意見もある。症状がなくとも ECG，心エコーは必須だ。cMRI が心筋異常の検出によいといわれている。冠動脈炎は 3％くらいの割合だが無症状が多い。侵襲性を考えると coronary study まで施行するかは微妙なところだ。

日本では MPA，GPA でなければリツキシマブ治療が認められていない。代わりに大量 γ グロブリン療法ができる。

> Comarmond C et al. Eosinophilic granulomatosis with polyangiitis（Churg-Strauss）: clinical characteristics and long-term followup of the 383 patients enrolled in the French Vasculitis Study Group cohort. Arthritis Rheum. 2013. 65: 270-281.

A18 この病態から予想される疾患に関して間違っている記述はどれか

正解 3

1. **網膜血管炎が多いので，眼科受診させ視野視力の異常のチェックを行う** △ **2点**

   EGPA では数は多くないが，視神経炎が出現する．網膜炎ではないが眼科受診指示そのものは間違いではない。

2. **90%以上で pANCA 陽性となり診断の決め手となる** ×

   EGPA では 30-40％の陽性率。

3. **CK 値異常，筋力低下がなければ筋 MRI を撮る必要は低い** ○ **5点**

   筋炎を呈することはまずない。筋力低下があれば多発単神経炎による運動障害をまず疑う。PN で筋肉内血管炎があると運動時の筋痛が生じる。

4. **腹痛，下痢があれば腹部血管炎を疑い，まず造影 CT あるいは血管造影を施行する** ×

   最も多い消化管症状は消化管粘膜に好酸球が浸潤する好酸球胃腸症だ。小腸が最も冒されやすいが，まず GF ／ CF で確認する。たまに血管炎による穿孔もある。腹痛，下血の程度によっては造影 CT などを考慮すべきだ。 ×

5. **胸痛の訴えがなければ CAG は無駄である** ×

   EGPA の最も生命予後に関与するのは心障害だ。心膜炎，冠動脈炎に加えて心筋障害が最も多い。ECG，心エコー，cMRI で心筋の異常を検討する。無症状でも冠動脈病変があるという報告もある。無症状なのに侵襲的検査をやるべきとはいえないが，CAG は無駄という表現は不適当。

6. **副睾丸炎を生じることがあるので泌尿器科を受診させる** ×

   副睾丸炎といえば Behçet 病だ。

> ### メモ

アザチオプリンの使い方

ループス腎炎に保険適応承認がおりるなど，今後は MMF の使用が拡大していくだろうが，ループス腎炎，血管炎の維持療法を中心として社会経済的費用という観点からもアザチオプリン（AZA）は今後も大事な役割を果たし続ける薬剤だ。AZA は 6- メルカプトプリン（6-MP）のプロドラッグで，その代謝物の 6- チオグアニンヌクレオチド類（6-TGNs）が核酸合成を阻害し，また Rac1 阻害により T リンパ球をアポトーシスさせる。副作用が多く。日本では 15-30％，欧米からも 50％の患者で副作用ゆえ投与中止となると報告されている。この AZA 代謝経路にあるキサンチンオキシダーゼを阻害するフェブキソスタット，アロプリノールとはそれぞれ禁忌，併用注意である。頻度の高い肝障害や重篤な骨髄抑制は量依存性の副作用である。AZA 代謝に大きな役割を果たしているチオプリン S- メチルトランスフェラーゼ（TPMT）は，特に骨髄抑制リスクと関係する。TPMT には活性の低い遺伝子多型があり，活性が下がると 6-TGN が過剰産生される。欧米人の 11％が TPMT 活性が低い遺伝子型で 0.3％が活性が殆どないホモ接合体である。欧米の炎症性腸疾患ガイドラインでは AZA 投与前の TPMT 遺伝子多型検査を推奨しているくらいである。日本人では多型頻度は 1％程度と低いものの，TPMT 酵素活性自体日本人は欧米人と比べて低く，また個人間の差も 4 倍くらいあるといわれている。遺伝子多型の影響としては日本人ではイノシン 3 リン酸ピロホスファターゼ（ITPA）の方が大きいという指摘もある。

何も考えずに処方して，気がつくと pancytopenia という残念な光景を傍目で見てきた。AZA の骨髄抑制は回復が遅い。だから，筆者は，安全性を担保するために臨床使用量（50-100mg ／日）の 1 ／ 4-1 ／ 8（12.5mg ／日）から漸増していく。しかし，この手法こそお薦めという根拠はない。実は，初めから full-dose 投与しても漸増法でも副作用発症率に差がないという論文があるからだ。TPMT 活性低下多型を持つ人が少数で，統計学的有意差に反映されなかったからではないかと悪態をつきたいところだが，AZA 代謝経路は多くの酵素が関与しており副作用出現は TPMT 多型だけの問題ではない。万事慎重であることが肝要というわけでもないようだ。

> *Sayani FA et al. Thiopurine methyltransferase enzyme activity determination before treatment of inflammatory bowel disease with azathioprine: effect on cost and adverse events. Can J Gastroenterol. 2005; 19（3）: 147-51.*

Part 3

発熱を手がかりに

1. 高熱，発疹，関節痛，咽頭痛

56歳女性。5週間前から発熱，3週間前には38度，2週前から39度に達した。さらに発疹，関節痛，咽頭痛が出現し，WBC 7000，Hb 13.4，Plt 16.2，CRP 10.0，AST 82，ALT 88，Ferritin 8167。以上より成人発症スチル病（adult onset Still's disease；AOSD）と診断しプレドニン65mg（1mg／kg）にて治療開始，解熱した。CRPは低下するも陰性化せず，シクロスポリン（ネオーラル®）300mg追加し，ステロイド減量に入ったところ，PSL 45mgでCRP再上昇してきた。感染兆候なし，β Dglucan，CMV抗原とも陰性。

Q19 今後の治療として下記のどれが適当か

1. トシリズマブ（アクテムラ®）
2. アバタセプト（オレンシア®）
3. リツキシマブ（リツキサン®）
4. エトポシド（ラステット®）
5. ステロイドパルス
6. インフリキシマブ（レミケード®）

Part 3　発熱を手がかりに

AOSD の治療はステロイド剤，NSAIDs を基本とし，ステロイド sparing 効果を期待する免疫抑制剤として，MTX を筆頭にシクロスポリン A，タクロリムスなどが用いられる。それでも治療抵抗性である難治性 AOSD 対策として現在注目されているのは抗サイトカイン療法だ。AOSD では IL-1 β，-6，-8，-17，-18 や TNF α などの高サイトカイン血症が観察されるので，近年続々と登場したサイトカインを標的とした生物学的製剤（BA）で，病態の改善が意図がされている。中でも日本では IL-1 inhibitor が上梓されていないこともあり，特にトキシリズマブ（IL-6 blocker）に期待が高まった。保険上も公知申請がだされ使用できる環境にある。使用にあたっては感染症に警戒が必要で，さらに投与後に HPS や CMV 活性化が生じたという報告があり注意すべきだ。

Suematsu R et al. Therapeutic response of patients with adult Still's disease to biologic agents: multicenter results in Japan. Mod Rheumatol. 2012; 22: 712-719.
de Boysson H et al. Tocilizumab in the treatment of the adult-onset Still's disease: current clinical evidence. Clin Rheumatol. 2013; 32: 141-147.
Iwamoto M et al. Humanized monoclonal anti-interleukin-6 receptor antibody for treatment of intractable adult-onset Still's disease. Arthritis Rheum. 2002; 46: 3388-3389.

A19　今後の治療として下記のどれが適当か

__正解　1__

1. **トシリズマブ（アクテムラ®）**　○　5点

2. **アバタセプト（オレンシア®）**　△　2点
   アバタセプトの使用報告例もないわけではない。

3. **リツキシマブ（リツキサン®）**　✕
   抗 CD20 抗体で B 細胞除去が作用機序。海外では RA の治療に用いられているが，原則 AOSD の治療には用いられない。

4. **エトポシド（ラステット®）**　✕
   EBV 関連，小児の HPS や難治例 HPS で使われることがあるが，高サイトカイン血症，ferritin 著増が共通するとはいえ AOSD そのものでは使用されていない。

5. **ステロイドパルス**　△　2点
   パルス後の用量設定が難しい。ステロイド減量のタイミングでパルスを行うなどの工夫が経験的に行われてきたが，ステロイド総使用量が多くなりがちの割には tapering に伴う再発を防ぎきれず，おまけに本例のように難治例となるとステロイド高用量使用が長期化していくので，生物学的製剤が利用できる現在ではできれば避けたい。

6. **インフリキシマブ（レミケード®）**　△　1点
   有効例の報告もあるが無効例の報告もあり，レミケードに限らず TNF 阻害剤を第 1 選択にはしない方がよい。

2. 繰り返す不明熱

63歳女性。主訴　発熱。3年ほど前から両下腿の痛みを繰り返している。9ヵ月前から39度に達する発熱が時折見られるようになった。発熱は2～3日，長くとも1週間くらい続いては平熱に戻る。平熱でもCRPは陽性。不明熱の精査を目的に近医より紹介された。両下腿脛骨に叩打痛あり，骨シンチで両側脛骨骨端，骨幹に集積亢進，右大腿骨遠位及び両側大腿骨骨幹にも集積あり，下肢MRIを示す（図7）。骨生検で炎症細胞の浸潤あるも血管炎の所見なし，培養陰性，CRP 2.6。pANCA・cANCA陰性，IgD 19.8とやや上昇。

図7

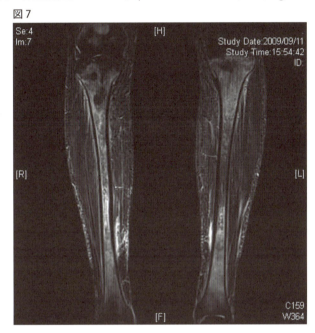

Q20 この症例の治療の選択肢として考慮されにくいものはどれか

1. NSAIDs
2. アジスロマイシン
3. SASP
4. MTX

この症例は CRMO（chronic reccurent multiple osteomyelitis）と診断した。IgD 上昇しているものの周期性発熱というほど周期がきまっているわけでもなく，口腔アフタなど皮膚粘膜病変がないことからベーチェットでもない。下肢 MRI にて両側脛骨，腓骨，右大腿骨にまだらに T2high だから骨髄炎は間違いなく，病変部位の生検・培養を施行し，腫瘍・感染症を否定した。以上より CRMO と考えざるを得ないと結論した。慎重になったのは CRMO は小児に多く成人は稀だからである。SAPHO に病態的には近いとされ，骨髄炎も鎖骨，胸骨が多い。Majeed syndrome や IL-1 受容体アンタゴニスト欠損症など遺伝子異常のある疾患とも病態的に重なり autoinflammatory syndrome の 1 つという括りもある。CRMO の治療はこれまでのところ NSAIDs，SASP，アジスロマイシン，ビスホスホネイトなどの報告がある。生物学的製剤の使用も有用だ。ステロイドは有効だが，recurrent 要素が強いものほど有効性の判定と tapering のタイミングが難しいため過量になりやすく使用への心理的ハードルが高い。本例は chronicity の要素が強いためステロイドコントロールがより容易で，プレドニン 15mg スタート以後漸減の少量ステロイドで奏功した。ステロイド必要量は様々で，自験では高用量から減量できず，抗 IL 6 療法を追加し，ステロイド減量に成功した例もある。

Stern SM1, Ferguson PJ. Autoinflammatory bone diseases. Rheum Dis Clin North Am. 2013; 39（4）: 735-749.

Wipff J et al. Chronic recurrent multifocal osteomyelitis. Joint Bone Spine. 2011; 78（6）: 555-560.

A20 この症例の治療の選択肢として考慮されにくいものはどれか

正解　4

1. **NSAIDs**　×
   治療に使われる。

2. **アジスロマイシン**　×
   治療に使われる。

3. **SASP**　×
   治療に使われる。

4. **MTX**　○　**4点**
   治療で有効という報告がない。

3. 原因不明の CRP 陽性

57歳女性。主訴　体重減少，食欲不振。

三ヵ月前より体重減少（3ヵ月で17kg減），食欲もあまりない，近医でCRP陽性を指摘され，当科紹介受診となった。発熱なく，筋骨格系の疼痛なし，腹部圧痛なし，四肢にしびれ筋力低下無し。

身長161cm，BW 57kg，体温36.7，心音呼吸音に異常なし，血圧左右差なし，表在リンパ節の腫脹なし，頚部腹部に血管雑音なし。

血液培養陰性，pANCA 46，sIL2R 879，CRP 8.3，尿蛋白±，OB2＋，RBC 30-49／f，顆粒円柱 1-4／f，赤血球円柱 1-4／f，変形赤血球（＋），胸腹骨盤CT，GFでは異常なし，結核菌特異的インターフェロン-γ産生能（Tスポット）陰性。

Q21 次に執るべき手段としてどれがもっともよいか

1. 腎生検
2. 神経筋生検
3. ランダム皮膚生検。
4. 筋生検
5. PET
6. 様子をみる

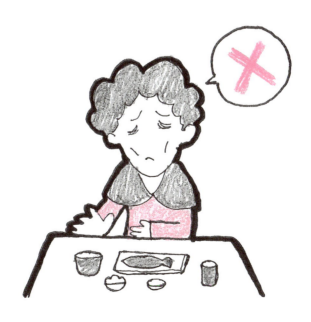

膠原病リウマチ科はとかく CRP に支配されやすい。患者さんのお話，身体所見ですべて
わかると豪語する名医も世の中にはいらっしゃるようだが，筆者はそうあるべしと頷きつ
つ，CRP 様の御蔭で無症状の炎症性動脈瘤や憩室炎に気づかせて頂いている以上やっぱり
敬虔な CRP 信者である。

不明熱（Fever of unknown origin；FUO）の鑑別というのは，内科学の一大テーマだ。す
わ FUO と上段に振りかぶるほどの熱はないけどなぜか CRP 陽性が続くといった症例は案
外多い。経過を見ながら精査していくことになるが，身体診察所見に何もなく，なにか精
査の突破口をとつい検査頼みをしても何もない。そんなときどうするか，というのが今回
のテーマだ。本当に何もなければ「様子を見る」以外設問設定不可能なので，pANCA，
sIL2R，尿潜血陽性（と結構課題のある）症例を選んだ。pANCA 陽性だから血管炎なんでしょ
うが，さてその診断をどうするか。本例は尿潜血陽性だが，尿所見は沈渣を含めて華々し
くない。皮膚，腓骨神経，筋肉には全く所見ないので，やむをえず腎生検を施行し，結局
有意な所見は得られなかった。sLL2R が高ければ血管内リンパ腫を否定のために骨髄生検，
さらにはランダム皮膚生検を考慮すべきだ。

そこで PET だ。全身を一気にスクリーニングでき powerful だ。なーんだ何も考えてなく
てずるいとは重々承知だが，FUO 三大疾患（炎症性疾患，感染症，malignancy）をまと
めて面倒見てくれる。筆者は慢性再発性多発性骨髄炎（chronic recurrent multifocal
osteomyelitis；CRMO），IgG4 関連後腹膜線維症や RA にいたるまで PET にお世話になる
ことがある。本例は PET で大動脈全長及び両鎖骨下，腕頭動脈壁に集積があり，大動脈
炎と診断できた。罹患部位が判明すれば造影 CT や MRI で動脈壁の炎症を可視化すればよ
い。狭窄拡張などの血管病変が出現する前に大動脈炎の診断を下すことは難しい。PET は
全身に広がる血管系を一気に探索できるため，大動脈炎の診断と罹患部位の検索には最適
だといえる。再発，治療評価を含めた経過観察に有用だという報告も多いが，残念ながら
保険適用ではないので，今の日本では限られた症例で病変探索時という使用方法とならざ
るをえない。

大動脈炎で pANCA 陽性例は報告されており，血管栄養動脈（vasa vasorum）を主座とし
た血管炎だと考えられている。この場合病理学的には，診断名は高安動脈炎（Takayasu
arteritis）のような大型血管炎ではなく，標的臓器を大型血管とした ANCA 関連血管炎と
表現すべきであろう。ただ高安動脈炎自体も炎症は外膜の vasa vasorum に始まるといわ
れている。

> Chirinos JA et al. Large vessel involvement in ANCA-associated vasculitides: report of a case
> and review of the literature. Clin Rheumatol. 2004; 23（2）: 152-159.
>
> Nakabayashi K et al. Aortitis syndrome associated with positive perinuclear antineutrophil
> cytoplasmic antibody: report of three cases. Int J Cardiol. 2000; 75 Suppl 1: S89-94.

A21 次に執るべき手段としてどれがもっともよいか

正解　5

1. **腎生検　△　1点**
   現実には施行した。尿所見は微妙で華々しくなく腎機能低下の経過も示さなかったが，pANCA陽性で他に生検標的が見あたらないという点が施行との判断に傾いた鍵であった。

2. **神経筋生検　×**
   症状なければ適応外。

3. **ランダム皮膚生検　△　1点**
   sIL2R，LDH高値例ではIVLを考え施行すべきだ。本例ではpANCA陽性ゆえPETができるのなら先だろう。pANCA陰性の場合やsIL2Rもっと高ければ優先順位があがる。

4. **筋生検　×**
   筋電図やMRIで筋炎所見がなくとも運動時筋肉痛などあれば筋虚血を反映していることが疑われPNを疑う。その場合適応となる。

5. **PET　○　5点**

6. **様子をみる　△　2点**
   PETでも所見ないとすると，そうせざるをえないことも。慢性炎症により患者の消耗が進展しないか注意する。

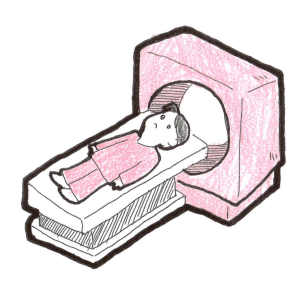

メモ

骨対策

ステロイド漬けにせざるを得なかった昔と比べると，今は全般的にステロイド処方量は少なめだ。しかし，負けじと患者高齢化も進んでいるため，ステロイド骨粗鬆症は重大な問題のままだ。ある日背部痛を訴え始めたり，次第に腰が曲がっていく患者達を見ていると暗澹たる淵に気が沈む。

この分野も新規薬剤が登場し，状況改善が期待される。複数になってきた「よさげな薬」をどう使い分けるかが課題だ。

患者にステロイドを開始したとして，まずbisphosphonate 投与する。もしこれで椎体骨折が生じたり，骨量増加しないようなら（少なくとも骨量低下進行が止まらなければ），teriparatide を使用し，teriparatide 投与年限を突破すれば，また bisphosphonate に戻すか，denosumab（プラリア？）を使用する。プラリアは RA 疾患活動性と独立に，RA 骨病変の進行を抑制するので注目だ。おおざっぱだが，大概このような戦略となるだろう。

細かくみていくと幾つか突き当たるポイントがある。

まず，ステロイド内服患者全員が対象か，という問題である。アメリカリウマチ学会（2010 年），国際骨粗鬆症財団（2012 年），フランスリウマチ学会（2014 年），そして日本骨代謝学会（2014 年）と競ってステロイド性骨粗鬆症のガイドライン・提言を発表した。概ね PSL7.5mg 以上は薬物治療対象だ。7.5mg 未満，特に PSL5mg 未満の時が思案のしどころで（tapering して 5mg になった場合は話が全く別，すでに骨粗鬆症対策はとられているはず）閉経，骨量，年令，骨折の既往，ステロイド投与予定期間などを勘案して，ということになる。更年期前の健康な方（患者さんだが）なら経過をみてでよいようだ。

私が迷うのは，Vitamin D3 とカルシウム製剤の取り扱いである。欧米の骨粗鬆症薬の治験ではVitamin D3 とカルシウム製剤（VitD/Ca）は併用されている。これは supplement としての使用が行き渡っていること，地域日射量などの加減から VitaminD3 血中濃度を標準化する目的がある。従って両者は基盤薬として用いられることが多い。ところがその併用下に teriparatide を注射すると血中カルシウムが上昇しやすくなり，嘔気嘔吐などの副作用につながりかねない。新しいことを始める時患者は身構える。その最初にいやなことがあると患者は当然忌避気味となり，折角の骨形成薬が台無しである。そもそも骨粗鬆症薬は，予防薬で症状をとってくれるわけではないから，患者に効果を実感してもらえない。だから私は teriparatide 使用の際には VitD/Ca は中止する。

エルデカルシトールは，骨密度増加，新規椎体骨折発生頻度抑制効果が確認された画期的な新規VitaminD3 である。ただ尿中カルシウム排泄が増加する。ステロイドも尿中排泄を増やすので，腎尿細管のカルシウム負荷がかかると予想され，腎機能に悪影響が出る可能性がある。臨床試験では問題ないようだが，腎機能が低下気味の症例では今のところ積極的な使用を控えている。

組み合わせで現在最強ぽいのが，teriparatide と denosumab の報告だ。骨形成促進と骨吸収抑制がタッグを組んだのだからすごく魅力的だ。この論文も例に漏れず VitD/Ca が併用されている。denosumab はカルシウム低下が警戒されるので併用は当たり前だ。私はこれをやるものかどうしようと悩んでいる。teriparatide と VitD/Ca の相性を気にしているということもないわけではない。実は，次第に厳しさを増す保険請求審査でこの横綱併用はどのような扱いをうけるのだろうか（添付文書上は問題なさそうだが），誰か日本でやらないかな，と経営余裕のない臨床病院で臆病者は模様眺めである。

Tsai JN et al. Teriparatide and denosumab, alone or combined, in women with postmenopausal osteoporosis: the DATA study randomised trial. Lancet. 2013;382(9886):50-56.

4. ステロイド治療に反応したのに

88 歳の女性。既往歴　高血圧，糖尿病。

2 ヵ月前から両脚の付け根，右上腕から右肩にかけて痛みを訴える，一週間前に痛みが増悪し歩行がままならなくなったとのことでかかりつけ医を受診，CRP 22，体温 38.5 に達する発熱有り，表在リンパ節腫脹なく，胸骨左縁第三肋間に II ／ VI の収縮期雑音，下腹部に Bruit 聴取される。頸部鎖骨上窩に Bruit なし，左股関節に圧痛あるもその他の関節炎の所見無し，単純胸腹骨盤 CT，GF で感染症，malignancy の所見無し，便潜血陰性からリウマチ性多発筋痛症（polymyalgia rheumatica；PMR）と診断され，プレドニン 15m 開始となった。速やかに解熱し，疼痛の訴えも改善した。しかし 15mg 継続にもかかわらず CRP は 0.8 と陽性が続き，治療開始 4 週目に紹介となった。

β Dglucan 陰性，呼吸器症状無し。頭痛はない。胸部 XP 問題なし。体重 48kg，腹部の血管雑音は動脈硬化病変によるものであることが判明している。

Q22 このとき次の行動として以下の選択肢のなかで最も適当なものはどれか

1. ステロイド 30mg への増量
2. トシリズマブ（IL6 阻害療法）開始
3. MTX 6mg 週一回追加
4. 側頭動脈血管エコー

肢体周りの疼痛，強い炎症所見，発熱があり，感染症悪性腫瘍を否定して PMR と診断された症例。プレドニン 15mg への反応も悪くないが，寛解には達しない。このとき考えなければならないのは次の 3 つ，すなわち PMR だがステロイド抵抗性，あるいはその後に何かおきたのか，それとも初期診断が間違っているか。PMR は基本的にはステロイド反応性良好だが，tapering すると再発する症例を含めてステロイド減量を支援できる薬剤のエビデンスに乏しい。MTX はよく追加併用されるがエビデンスとしては確固たるものではない。ただ 2015 年発表のアメリカリウマチ学会・ヨーロッパリウマチ学会共同のガイドラインでは，MTX 追加併用がとりあげられている。筆者自身もよく援用しており，それは PMR かなと思っていたら RA だったみたいな展開があるので都合がよいというのが一番大きな理由だ（高齢発症 RA の項で述べたように）。

> Dejaco C et al. 2015 Recommendations for the management of polymyalgia rheumatica: a European League Against Rheumatism／American College of Rheumatology collaborative initiative.
> Ann Rheum Dis. 2015 Oct; 74（10）: 1799-807.
> Arthritis Rheumatol. 2015 Oct; 67（10）: 2569-80

近年生物学的製剤，とりわけ抗 IL6 抗体は有望視されている。

> Unizony S et al. Tocilizumab for the treatment of large-vessel vasculitis（giant cell arteritis, Takayasu arteritis）and polymyalgia rheumatica.Arthritis Care Res. 2012; 64（11）: 1720-1729.

やっぱり PMR なんだけど CRP が陰性化しないとなったら，感染症及び malignancy 見落としの基本的チェックは必須だとして，側頭動脈炎あるいは巨細胞性動脈炎を忘れてはならない。これらの病態ではステロイド初期治療必要量が違うため，中途半端に良くなるという展開になりやすい。最初に頭痛や側頭動脈の腫脹圧痛，視力障害や jaw claudication，血圧左右差などがあれば話は早いのだろうが，頭痛のない側頭動脈炎（temporal arteritis：TA）は珍しくない。したがってここは初心に返りまず側頭動脈の血管エコーから始めることだ。15mg 程度のステロイド量では血管壁の肥厚も病理学的所見も残存している。本症例も案の定，生検へと進み側頭動脈炎の診断がつくこととなった。この場合「PMR に TA が合併した」というべきか「TA が PMR 様の症状で発症した」と表現すべきか，その時の症状の発現状態によるしかないとしかいえないだろう。欧米では，GCA／TA 側からの PMR 合併率は 50％，逆に PMR で TA を合併しているのは 10 〜 30％ではないかとされている。日本ではこれほどオーバーラップしているとは思えない。後医は名医という格言通りの展開となったが，PMR-TA というのは知っていても現実として最初から疑うのは難しいものだ。

> Salvarani C et al. The incidence of giant cell arteritis in Olmsted County, Minnesota: apparent fluctuations in a cyclic pattern. Ann Intern Med. 1995; 123（3）: 192-4.
> Salvarani C1 et al. Polymyalgia rheumatica and giant-cell arteritis. Lancet. 2008; 372（9634）:

4. ステロイド治療に反応したのに

234-45.

A22 このとき次の行動として以下の選択肢のなかで最も適当なものはどれか。

<u>正解　4</u>

1. ステロイド30mgへの増量　△　2点
   諸検討の上ステロイド抵抗性PMRと考えざるを得ないとなった場合，初期治療量をプレドニン30mgにひきあげるというのは妥当な選択の1つと考えられる。
2. トシリズマブ（IL6阻害療法）開始　△　2点
   上記と同じくステロイド抵抗性PMRと判断してからなら妥当な選択。
3. MTX追加　△　1点
   上述のようによくやる方法ではあるが，エビデンスレベルでは支持されない。
4. 側頭動脈血管エコー　○　4点
   側頭動脈の壁肥厚，内腔の閉塞などが検出できれば，生検の決断もしやすい。

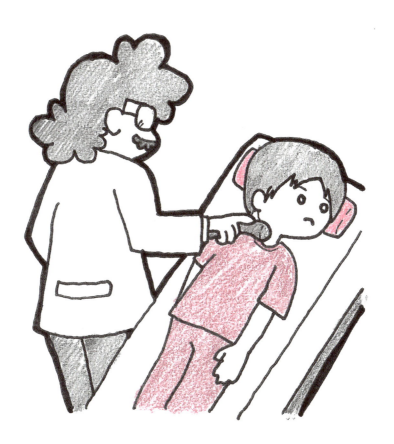

高齢者の不明熱

36.7℃で不明熱？
Durack & Street（1992）による古典的不明熱の基準によれば，3週間以上発熱持続で，数回38.3℃（101°F）以上である（そして3日間の入院或いは3回の外来）。
基礎体温が低い高齢者もこれでよいのだろうか。また「私はいつもは体温がもっと低いんです」と強調する平熱の患者さんもいる。
高齢者は，重篤な細菌性，もしくはウィルス性感染症であっても約20-30％程度は発熱がなかったり，あっても体温上昇の程度が軽い（Norman DC. Fever and fever of unknown origin in the elderly. CID 31（1）48-151, 2000）。従って，高齢者では，不明熱基準を38.3℃（101°F）ではなく，口腔や鼓膜温で37.2℃（99°F），直腸温で37.5℃（99.5°F），または基礎体温より1.1℃（2°F）の上昇を目安にすべきと指摘されている（Norman DC, Wong MB. Fever of unknown origin in older paerson. Fever of unknown origin. Ed by Cunha BA. Informa Healthcare. USA. New York, p109-114, 2007.）日本で一般に測定される腋窩温は，口腔温より約0.5℃，直腸温より0.9℃ほど低い。ということは，日本の高齢者では36.7℃突破で十分となる。
不明熱criteriaをみたしました，「不明熱」です，と声高らかに「診断」するpresentationに出くわすが，一週間も熱が「高め」ならもう十分だろう。いろいろ心配せねばならぬ。そのうち自然軽快してくれれば安堵する。

Part 4

SLE の諸症状

1. SLEで汎血球減少

20歳女性

3週間前から39度の発熱，関節痛がある。昨日呼吸苦を覚え近医を受診，白血球減少，心陰影拡大を指摘され当院に紹介，肺高血圧（三尖弁 PG 58mmHg），心嚢液貯留，胸水貯留，ANA homo + speckled 640倍，抗RNP抗体／抗dsDNA抗体／抗Sm抗体陽性よりSLEと診断，プレドニン60mg（1mg／kg）治療開始後白血球数上昇，解熱，PH改善がみられた。ただ白血球，補体値の改善が十分とはいえず，4週継続後 PSL50mg にtaperingしたところ，白血球数 1490（neutro 46.3％），血小板 13.1万，Hb 10.4，RBC 379，MCV 85.4 と汎血球減少を示すとともに38度の発熱，CRP上昇（2.3）が生じた。

Q23 下記の検査項目の組み合わせの中で，この病態の鑑別診断補助的貢献度が最も低いと考えられるものはどれか

1. （a，b，g）
2. （b，c，f）
3. （c，d，g）
4. （c，e，f）
5. （a，c，f）
6. （b，e，g）

a. PA-IgG
b. βD-glucan
c. トリグリセリド
d. CMV antigenemia
e. プロカルシトニン
f. ヘプシジン
g. 破砕赤血球

骨髄穿刺をしたところ画像の所見を得た（）。Ferritin は 787 と軽度の上昇にとどまる。

図8

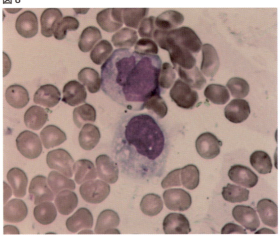

1. SLEで汎血球減少

Q24 このとき治療選択肢としてもっとも考えにくいものはどれか

1. ステロイドパルス
2. シクロスポリン
3. γグロブリン大量
4. 血漿交換
5. デノシン

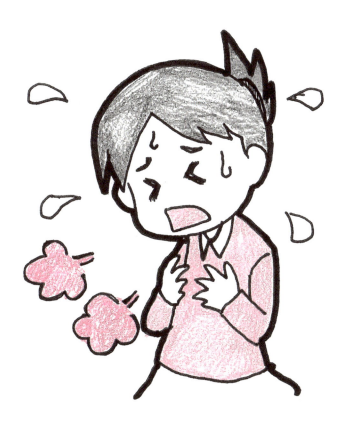

Part 4　SLE の諸症状

ステロイド治療開始後の全身性エリテマトーデス（systemic lupus erythematosus；SLE）で一旦改善が認められていた血小板などの血球系が再度減少し始めることがある。SLE 疾患活動性制御不十分，薬剤性（バクトラミンなど），CMV（サイトメガロウイルス）感染などが主な原因だ。まずはそうなる前から β D-glucan，CMV アンチゲネミアを提出して日和見感染症チェックを怠らないことだ。バクトラミンは疑いを払拭できず一旦中止とせざるを得ないことが多い。

血球は戻りつつあるが十分でなかったり，微熱が続いたりすれば，不十分な SLE 疾患活動性制御が示唆される。さらに経過中に高熱，CRP 上昇という展開が加わるなら感染症除外はもちろんのこととして，HPS（hemophagocytic syndrome），血栓性血小板減少性紫斑病（thrombotic thrombocytopenic purpura；TTP）へと進展した可能性に注意する。リウマチ性疾患の合併症として生じる HPS は AAHS（autoimmune disease associated hemophagocytic syndrome）と呼ばれ，SLE と成人発症スチル病（adult onset Still's disease；AOSD）に多い。HPS では高サイトカイン血症，マクロファージ活性化を反映して Ferritin 著増が特徴的だが，SLE-HPS では AOSD ほど上昇が著しくない例もあり上昇が軽度だというのは除外する理由にならない。上昇が遅れる場合もある。HPS と診断するには他の血球減少原因を否定しつつ骨髄穿刺標本で血球貪食像を観察する。SLE-HPS は疾患活動性コントロールが十分でないため生じると考えられ，ステロイド投与中にもかかわらず高熱を呈するので気がつく。熱は良い治療指標だ。治療開始時から HPS を合併した例なら，ステロイド治療にもかかわらず熱が下がりきらず微熱が出没したりすれば HPS が解除されていないことを示唆するので，免疫抑制剤追加などを考慮する材料となる。

本例では，骨髄穿刺で血球貪食像（図 8）を認め HPS と診断，ステロイドパルス続いてシクロスポリン投与を行った。骨髄穿刺翌日には CRP 13.1，発熱も 40 度を超え，LDH も 746 と著増，AST ／ ALT も 48 ／ 58 と軽度上昇，Ferritin も HPS 診断時は 787 であったが，3 日後には 6933 と顕著に上昇してより HPS らしい臨床像となった。

A23　下記の検査項目の組み合わせの中で，この病態の鑑別診断補助的貢献度が最も低いと考えられるものはどれか

__正解　5（a, c, f）__　5点

a. PA-IgG　△

ITP 的機序による血小板減少時に感度よく高値となるが，血小板上の Fc レセプターに結合した免疫複合体も陽性を示すため ITP 的病態に対する特異性は低く診断的価値は低い。

b. β D-glucan　○

日和見感染除外に必要。

c. トリグリセリド　△

HSP で上昇する。回答としては他の項目との診断的価値比較になる。

d. **CMV アンチゲネミア** ○

血小板減少時，日和見感染の鑑別に必要。

e. **プロカルシトニン** △

CRP 上昇が細菌感染によるかどうか参考になるが，なくてもよいか。

f. **ヘプシジン** ×

十二指腸上皮細胞膜及び網内系マクロファージのフェロポルチンの発現量を低下させ，それぞれ鉄の取り込み，貯蔵鉄の放出を阻害することで，慢性貧血病態成立に関与している。

g. **破砕赤血球** ○

SLE-TTP での血栓性微小血管障害（TMA）を反映するので，血小板減少の鑑別にチェックしよう。

A24 **治療選択肢としてもっとも考えにくいものはどれか**

正解　4

1. **ステロイドパルス** ×
2. **シクロスポリン** ×
3. **γ グロブリン大量** ×
4. **血漿交換** ○　**4 点**

考えられない。

5. **デノシン** ×

治療開始時に AAHS を合併していればステロイドパルスから入ることが多い。ステロイド治療開始後に明らかになる AAHS ではまずシクロスポリンやタクロリムスを追加する。それでも解除できず，血中濃度の調整に戸惑ったりするようならさっさと γ グロブリン大量療法をやっておくのが無難だ。血漿交換は有効でない。CMV アンチゲネミアの結果が明らかになるまで ganciclovir（あるいは valganciclovir，foscarnet）などを投与しておいたほうが手堅い。

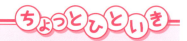

Q 抗核抗体は何倍からが有意か

1. 40倍
2. 80倍
3. 160倍
4. 320倍

関節，発熱，皮疹など膠原病類縁疾患の初発症状は様々だ。膠原病ぽいところもあるな，と思ったときまず最初にチェックするのは抗核抗体だろう。抗核抗体は健常人でも出現する。どれくらいの強さ（力価：titer）であれば，これは膠原病だ，となるのだろうか。下記の表から，まず160倍くらいあれば膠原病の確率がぐんとますことがわかる。ただ結局大事なことは症状，徴候の解釈が膠原病以外でできるかどうかで，たとえばSLE分類基準での抗核抗体陽性の項目を満足させるには40倍でもよいのだ。

また，抗Jo-1抗体に代表される抗アミノアシルトランスフェラーゼtRNA合成酵素抗体や抗SSA／Ro抗体など細胞質成分に対する自己抗体，そしてもちろん細胞膜に対する抗リン脂質抗体などは抗核抗体陰性と判定されやすいので，抗核抗体陰性だからといって膠原病を否定できるものでもない。

A

titier	健常における陽性率（％）
≧1:40	20-30
≧1:80	10-12
≧1:160	5
≧1:320	3

2. SLEの腹痛

58歳女性

53歳時40度の高熱，血小板減少，リンパ球減少，関節痛，ANA160倍陽性speckled，抗dsDNA抗体22.6IU／ml陽性よりSLEと診断され，PSL 60mgにて治療開始し軽快，その後ステロイドはPSL 8.5mgまで減量されていた。一年ほど前より時折腹痛下痢を繰り返していた。一ヵ月前にも同様の症状があり腹部造影CT撮影されたが特に有意な所見は認められなかった。3日前からまた嘔気腹痛下痢を生じ，水様便，間歇的な腹痛を訴え来院，右腹部を中心に筋性防御はないが圧痛及び反跳痛を認める。単純CTを示す（図9）。

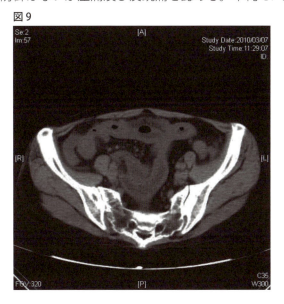

図9

L 156cm，BW 58kg WBC 8630 neut 84.6%，lymph 11.5%，Hb 17.2，plt 11.4，BUN 39，Cr 2.6，Na 138，K 4.0，cl 104，alb 3.9 CRP 1.1，C3 69.7，C4 12.7，
尿蛋白3＋，潜血－，白血球1-4／f，顆粒円柱5-9／f

Q25 この時点で次にとるべき行動として以下の選択肢の中でもっとも適切と考えられるものはどれか

1. PSL 60mg 静注
2. 便培養
3. 絶食補液，抗生剤点滴
4. 腹部血管造影
5. 腎生検

Part 4　SLE の諸症状

SLE の腸管炎，ループス腸炎（lupus enteritis）だ。SLE の腹部合併症としては，腸管炎の他に，腹膜炎，抗リン脂質抗体症候群の表現としての腸管梗塞，また稀ではあるが蛋白漏出症候群などがある。腸管炎をきたした症例はループス膀胱炎（lupus cystitis）の合併が多い。頻尿などの症状に留意するとともにエコーで水腎症，膀胱壁肥厚チェック，膀胱鏡下生検で間質性膀胱炎の証明へと進む。ループス腸炎には血管炎的な機序の関与も示唆されているが，PN のような小型動脈レベル以上の病変ではなく腹部血管造影で microaneurysm や閉塞が判明するわけではない。しかし造影 CT はループス膀胱炎を含めて腸管や膀胱壁の炎症を描出して診断的価値が高く，また腸管梗塞が疑われるのなら施行すべきであるが，本例のように腎機能が悪いと造影を躊躇する。単純 CT でも腸管浮腫は観察できる（図 9）。しかし SLE だからといって腸管炎ときめつけず，まずは絶食，点滴とし CF など適宜施行しながら，憩室炎，感染性腸炎など否定できればステロイド治療を開始する。

A25　**この時点で次にとるべき行動として以下の選択肢の中でもっとも適切と考えられるものはどれか**

本例は，発症 3 ヵ月前から補体値の低下があり，抗 DNA 抗体が弱陽性化し，SLE 活動性再燃が警戒されていた。入院時の腎機能障害が気になるところだが，水腎症はなく尿所見も微妙だ。結局脱水補正のみで改善を示した。SLE 腎症の可能性は低い。

正解　3

1. **PSL60mg 静注**　△　**2点**
   結果的には間違いではないが，ステロイド投与開始の臨床決断をどうするかを問題としている。

2. **便培養**　△　**3点**
   施行した方がよい。

3. **絶食補液，抗生剤点滴**　○　**5点**
   まず保存的にこれで治療開始。

4. **腹部血管造影**　×
   腎機能をみると最初に選択しない。

5. **腎生検**　×
   経過をみてからでよい。

3. ループス腎炎

27 歳女性未婚

半年前に蛋白尿を指摘された。下腿浮腫が増強したため受診，WBC 8700（neutro 78%，lymph 13%，）Hb 12.1, Plt 14.2, Na 143, K 4.0, Cl 111, Alb 1.7, Bun 11, Cr 0.5, CRP 0.1, C3 51.3, C4 3.7, CH50 ≦ 12.0, IgG 880, 抗 DNAAb 26, SSA ≧ 500, ANA 80 倍 Sp, 160 倍 cytoplasmic, Sm −, 尿 Pr 3 +, glu −, OB ±, WBC 20-29 ／ f, 顆粒円柱 1 − 4 ／ f, 一日尿蛋白 6.7-7.5g. 腎生検が施行され，ClassⅤ, 膜性ループス腎炎と診断された。

Q26 寛解導入治療をどの薬剤の組み合わせで行うのが第 1 選択と考えるか。

1. PSL ＋ tacrolimus
2. PSL ＋ MMF
3. PSL ＋ cyclophosphamide
4. PSL 単独

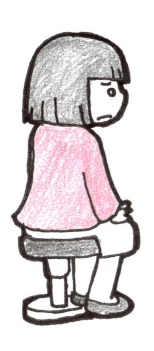
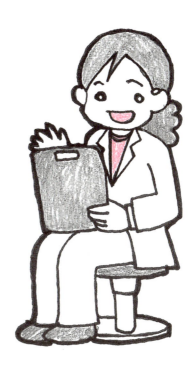

Part 4　SLE の諸症状

RA 以外の膠原病は病態の多彩さ，症例数の少なさのため治療エビデンスを検討するのが難しい分野だ。その中でループス腎炎は，比較的豊富なエビデンスに基づき治療プロトコールが整備されている分野だ。これは腎生検による組織型の分類そして腎機能，尿タンパク量沈渣により治療成否を評価しやすいという面にもよるだろう。

III 型IV型では PSL + intra venous cyclophosphamide（IVCY）が寛解導入の標準治療の地位をしめてきたが，MMF（ミコフェノール酸モフェチル）は維持だけでなく寛解導入においても IVCY と同等といわれ，欧米では推奨されている。海外の流れを受けて日本リウマチ学会も公知申請をだし，保険適応への道が開かれた。特に本症例のように未婚の若い女性では，IVCY の卵巣機能への影響も考慮すると MMF が使えるようになった意義は大きい。（メモ MMF〔96 頁〕参照）

> Walsh M1 et al. Mycophenolate mofetil or intravenous cyclophosphamide for lupus nephritis with poor kidney function: a subgroup analysis of the Aspreva Lupus Management Study. Am J Kidney Dis. 2013; 61: 710-715.

V 型でネフローゼレベルの蛋白尿が続くと免疫抑制療法の適応になる。ACR でも EULAR ／ ERA-RDTA（欧州腎臓透析移植学会）でもステロイドと MMF の併用が第 1 選択となっている。MMF で下痢が酷いときを含めて，シクロスポリンやタクロリムスといったカルシニューリン阻害薬，IVCY，アザチオプリンも選択肢にはなりうる。実際の症例は，公知申請の前であり，タクロリムスを選択した。ACE 阻害薬，ARB による腎保護を同時に行う。

> Hahn BH et al. American College of Rheumatology guidelines for screening, treatment, and management of lupus nephritis. Arthritis Care Res（Hoboken）. 2012; 64: 797-808.
>
> Bertsias GK et al. Joint European League Against Rheumatism and European Renal Association-European Dialysis and Transplant Association（EULAR ／ ERA-EDTA）recommendations for the management of adult and paediatric lupus nephritis. Ann Rheum Dis. 2012; 71: 1771-1782.

A26 寛解導入治療をどの薬剤の組み合わせで行うのが第 1 選択と考えるか。

__正解　2__

1. **PSL + tacrolimus** ○ **3点**
   選択肢としてありうる。
2. **PSL + MMF** ○ **5点**
3. **PSL + cyclophosphamide** ○ **3点**
   選択として間違っていない。「27 歳女性」が鍵。できるなら避けたい。
4. **PSL 単独** ×
   Ｉ，Ⅱ型で蛋白尿が多ければ。

4．SLEの関節痛（膝）

21歳女性

19歳時pancytopenia，溶血性貧血，蛋白尿で発症のSLE患者，パルスを含むステロイド大量療法にて軽快した．ハプトグロビン低下，貧血進行があり，アザチオプリン，さらにシクロスポリン（後にタクロリムスに変更）追加されながら慎重にPSL 18mgまで減量されてきた．本日の受診時この2, 3週歩くと右膝に違和感があると訴える．MRI像を示す（図10）．

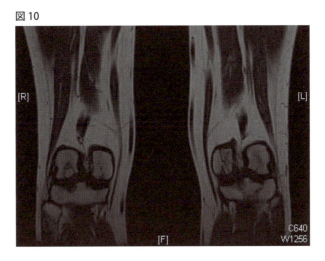

図10

Q27 本日の対応として以下の中ではどれが最も適切か

1. 関節痛に対しプレドニンを18から25mgに再増量する
2. プレドニンの副作用を考え18から16mgにtaperingする
3. 膝の周りの筋力アップのためウオーキングを奨励する
4. 今回はプレドニン量をいじらず処方はdo処方とする

Part 4　SLE の諸症状

無菌性骨頭壊死はステロイド治療に伴う深刻な合併症だ。予測・予防が難しく，かつ判明するのが後日だからである。投与ステロイド量の多い治療初期に発生していると考えられ，体重負荷のかかりやすい大腿骨頭，膝周りでは次第に変形がすすみ，最終的には人工関節置換術とならざるをえない。なにか変な違和感が関節にありますという訴えにもしや，とMRI をとると T1，T2 強調像で低信号の領域がある（図 10）。下肢の病変の方が進行して症状が出やすいが，上肢を含め特に長管骨骨端から骨幹端にしばしば両側性多発性に生じる。特発性大腿骨頭壊死症のなかで両側発生率はステロイド性で約 65%，非ステロイド性で約 45%で，SLE に限ってみると 88%が両側罹患といわれている。

> Yamaguchi R etal. Incidence of nontraumatic osteonecrosis of the femoral head in the Japanese population. Arthritis Rheum. 2011; 63: 3169-3173.

無症状でも MRI でチェックすると描出されるが，わかったときはもう遅い。ステロイド開始後 3 〜 6 ヵ月で MRI 上壊死像がみられる。

> Nagasawa K etal. Very early development of steroid-associated osteonecrosis of femoral head in systemic lupus erythematosus: prospective study by MRI. Lupus. 2005; 14: 385-390.

T1 強調での帯状の低信号域が観察されるのは骨壊死発生後 4 〜 6 週とされる。循環障害による虚血性病変と考えられているが，ワーファリンの予防効果は否定的である。スタチンで防止など提唱されているが確立していない。

A27　本日の対応として以下の中ではどれが最も適切か

正解　4

1. 関節痛に対しプレドニンを 18 から 25mg に再増量する　×
ステロイド反応性のある病態ではない。プレドニン 16.6mg ／ day 以上がリスク因子という説もあるので，むしろ有害である。

2. プレドニンの副作用を考え 18 から 16mg に tapering する　×
いまさらあわててもしようがない。本症例は病態が不安定なので安易な tapering は原疾患増悪につながる。そもそも tapering できるなら既にそうしている。

3. 膝の周りの筋力アップのためウオーキングを奨励する　×
体重負荷を減らし（減量），筋力アップすることは保存的療法として重要だが，そのためにジョギング，単なるウオーキングというのは重力負荷が加わるのでやればよいというわけではない。**水中**ウオーキングなら理想的。ジムでの機器トレーニングではエアロバイクやクロストレーナーだ。

4. 今回はプレドニン量をいじらず処方は do 処方とする　○　4点
無力感あふれるがこの選択肢の中ではこれになってしまう。

5. SLE の関節痛（多発）

46 歳女性

BW

9 ヵ月前発熱，蝶型紅斑，口腔有痛性潰瘍，白血球減少，血小板減少，低補体血症，抗核抗体 640 倍 homo ＋ speckled，抗 dsDNA 抗体 120，抗 SSA 抗体 448　尿蛋白 4 ＋，潜血 3 ＋腎生検で WHO 分類Ⅲ＋Ⅴ（ISN ／ RPS 分類同様）と診断され，プレドニン＋エンドキサンパルス治療開始となった。腎機能低下なく尿所見も改善を保っており，エンドキサンパルス 5 回施行後 PSL 15mg から 12.5mg に減量となったところ，朝 30 分ほどの手のこわばり，両側膝，肘，足趾の関節痛が出現した。骨レントゲンには異常なくリウマトイド因子陰性だが，抗 CCP 抗体（18.1）と陽性。PCP 肺炎予防にバクトラミン 1 錠内服中。エンドキサンパルスは次回で終了予定。胸 XP 骨 XP 異常なく，クオンティフェロン検査陰性。

Q28 今後の治療方針として，下記のの中ではでどの対処が最も適切と考えられるだろうか

1. プログラフ 2mg を追加処方する
2. MTX 8mg を追加処方する
3. PSL を 15mg に戻す
4. RA の標準治療である TNF antagonist 治療を追加導入する

SLE 患者が訴える慢性関節症状の解釈は難しい。すなわち，SLE としての関節症状なのか，あるいは RA を合併したのか（SLE ＋ RA のオーバーラップ症候群，Rhupus ともいう）という点だ。本来は ACR1987 年 RA 分類基準を満たす SLE を Rhupus という。しかし，免疫抑制療法下では典型的 RA までなりにくいだろうし，RA 早期治療の流れからいっても骨びらん出現前の段階で RA 診断をどう下すかが問題だ。一般的には SLE による関節症状では骨びらんは来しにくいとされる。ところが SLE 手首では 90% MRI レベルの骨びらんがみられるという報告がある。したがってエコーで血管増生を伴う滑膜増殖が検出されても Rhupus とは確定できないだろう。抗 CCP 抗体は決め手ではないが参考にはなる。XP 骨びらんのある SLE で抗 CCP 抗体陽性率 7-100%，骨びらんがない関節炎 Lupus では 0 ～ 37%，メタ解析すると感度 47.8%，特異度 91.8%となる。

> Budhram A1 et al. Anti-cyclic citrullinated peptide antibody as a marker of erosive arthritis in patients with systemic lupus erythematosus: a systematic review and meta-analysis. Lupus. 2014; 23: 1156-1163.

骨びらんがなければ SLE 活動性と関節症状との関連から総合判断となる。実は治療方針は解釈の如何に関わらずさほど迷う必要はない。MTX は SLE 一般に用いられ，RA 標準治療薬でもある。関節症状対策として MTX は最も自然な選択だ。注意すべきなのは MTX もバクトラミンも葉酸代謝経路を阻害するので，バクトラミンを投与している患者では MTX による血液障害が出現する危険が高まる。量設定が難しく有効量まで増やせない可能性がある。それをきらって，タクロリムスを使用するという選択もあるだろう。本例はループス腎炎（lupus nephritis）なので維持療法としてイムランの代替にできる。ただステロイド減量が十分でないと高インスリン抵抗性状態下インスリン過分泌により血糖コントロールを保っている場合などにタクロリムスを投与するとインスリン分泌抑制により糖尿が顕在化しやすい。

TNF antagonist は RA において，抗核抗体や抗 DNA 抗体など自己免疫現象を誘導することはよく知られているが，SLE 発症まで至る例は多くない。発症したものに対しても潜在性 lupus が抗 TNF 療法で顕在化したという考え方もある。SLE 患者に用いるのは避けた方が無難だろう。

> Katz U, Zandman-Goddard G. Drug-induced lupus: an update. Autoimmun Rev. 2010; 10: 46-50.

アバタセプト，トシリズマブ，リツキシマブ（日本では使えないが）といった生物学的製剤なら選択は十分ありうる。

2015 年 7 月プラケニル®（hydroxychloroquine；HCQ）が，「皮膚エリテマトーデス及び全身性エリテマトーデス」への適応で製造承認された。HCQ は特に米国においては RA 治療薬として広く使われており，また SLE にはその関節症状を含め有効であることが知られ

ている。今後，本例のような症例では HCQ を追加するのも選択肢となる。

A28 今後の治療方針として，下記の中ではでどの対処が最も適切と考えられるだろうか

正解　1

1. **プログラフ 2mg を追加処方する**　○　**4 点**

   lupus nephritis の維持療法のイムランの代替という意義もある。他の選択肢との比較で，相対的にこれを正解とする。

2. **MTX 8mg を追加処方する**　△　**1 点**

   バクトラミン併用で有効かつ安全かはやってみないとわからない。MTX 処方は正しいが，いきなり 8mg というのはやや冒険。

3. **PSL を 15mg に戻す**　×

   大事な仕事があるから早くなんとかしてくれといわれてやむをえず，というケースもあるだろうが，やはり免疫抑制薬（抗リウマチ薬）の追加でステロイド tapering 進めるのが基本。

4. **RA の標準治療である TNF antagonist 治療を導入する**　×

   上述のように避けた方が無難というかわざわざ最初にこれを持ち出さずとも。

6. SLE psychosis

6-1　26歳女性

半年前から顔面に紅斑，2ヵ月前から前胸部前額部にも紅斑が広がり，脱毛出現，2週間前から38度の発熱，関節痛，近医で白血球減少（WBC 1300, lymph 20％），血小板減少（8.0万）を指摘され入院．CH50 18.5，C3 57.7，C4 9.4と補体値低下，抗dsDNA抗体35，ANA 320倍 homo + speckled，抗RNP抗体158，抗Sm抗体133でSLEと診断した．焦燥感が目立ち，鬱傾向が認められる．頭部単純MRI画像を示す（図11）。

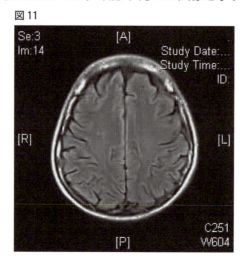

図11

Q29　この病態の診断にあまり有用でないものはどれか

1. 抗カルジオリピン・β2GPI抗体
2. 髄液細胞数
3. SPECT
4. 造影頭部CT
5. 脳波

6-2　49歳女性

BW 52kg

6週間前から微熱，三週間前から38度の高熱，心嚢水胸水貯留があり，ANA，RNP，dsDNA，SSA，補体低値，SLEと診断しプレドニン40mg開始後速やかに解熱，心嚢水胸水も減少したが，治療開始12日目より表情が険しくなり頻繁にナースステーションに来訪し，あげくのはてはステーション内に入り込み誰彼となく話しかけ，ついには私が面倒を見てあげているのといって他の入院患者のベッドサイドにぴったりと張り付きつきまとう，引き離そうとすると手をあげて抵抗するなどの異常行動が出現した．ずっと盗聴されているという妄想もある．髄液穿刺を施行，無色透明蛋白47mg／dl，糖66mg／dl，

細胞数 3／3（単核球）であった。穿刺時血糖は昼食後 2 時間で 172，頭部 MRI は異常なし。

Q30 次の中ではどの対応が適切と考えられるか
1. プレドニン 55mg（1mg／kg）に増量する
2. プレドニンを 36mg に減量する
3. リスペリドン（リスパダール®）2mg 開始
4. アモキサピン（アモキサン®）50 mg 分 2 開始

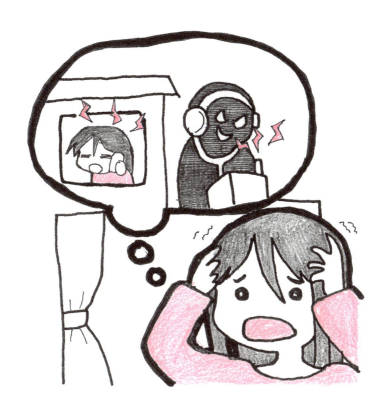

Part 4　SLE の諸症状

SLE に中枢神経症状が合併することはよく知られている。脳血管障害やけいれんといった局所徴候を表現するような神経症状から，意識障害，不安障害，気分障害など精神症状まで多岐に渡る。SLE の疾患活動性の評価と共に，抗リン脂質抗体，MRI などで脳血管障害との関連の有無を調査する。精神症状の有無の判断が難しいときがある。医者にとって，患者さんとは具合が悪くなって初めてお会いしていることがほとんどだ。気分の障害や性格の変化などは家族からの情報が大切だ。無菌性髄膜炎を除けば一般的髄液所見から異常を推察することは難しい。髄液 IL6 上昇は参考になる。中枢神経症状を合併している場合，重症度，進行度から，ステロイド治療にエンドキサンパルスを追加することも考慮する。

6-1 では頭頂葉，前頭葉白質に T2，T2FLAIR で高信号を呈する点状病変があり，CNS-lupus による小梗塞や浮腫を反映すると考えられている（図 11）。プレドニン 45mg（1mg／kg）開始となり，鬱症状も改善した。わかりやすい SLE psychosis 典型例である。

とりわけ難しいのはステロイド治療開始後明らかになる精神症状だ。ステロイドにより精神症状が出現するのはよく知られている。ただ SLE のそれは治療開始前に潜在していた SLE psychosis が顕在化した，という解釈があるのだ。

ステロイド精神病は，ステロイド開始後早ければ 3 ～ 5 日，大多数の患者においてステロイド開始後 6 週までに発症し，平均は 11.5 日である。精神症状の発現頻度はステロイド投与量による。プレドニゾロン 40mg 以下では 1.3%だが 40-80mg／日では 4.6%，80mg 以上では 18.4%に上昇する。ステロイド精神病ではステロイド減量が治療だ。

> Dubovsky AN et al. The neuropsychiatric complications of glucocorticoid use: steroid psychosis revisited. Psychosomatics. 2012.; 53: 103-115.

6-2 では頭部 MRI・髄液 IL-6 に異常なく，精神症状発現がステロイド投与 12 日後であること，SLE activity 自体は改善していることから，SLE phycosis の積極的な証拠はなく，ステロイド精神病の可能性も十分あると判断した。非定型抗精神病薬では治まらなかったがデパケン投与で精神症状コントロールに成功し，SLE 症状は順調に改善にむかっていたので同時にステロイド減量を進めていくことが可能だった。そして減量で症状改善したという結果から最終的にステロイド精神病という判断が支持された。治療は SLE psychosis を含めできれば精神科医と連携が望ましい。症状に応じて抗不安薬，リスペリドン（risperidone），オランザピン（olanzapine），クエチアピン（quetiapine）などの非定型抗精神病薬が多く使われるが，症例 B のように，バルプロ酸（valproate）やカルバマゼピン（carbamazepine）が気分安定薬として有効とする報告もある。

> Brown ES. Effects of glucocorticoids on mood, memory, and the hippocampus. Treatment and preventive therapy.Ann N Y Acad Sci. 2009. 1179: 41-55.

6. SLE psychosis

A29 この病態の診断にあまり有用でないものはどれか

正解　2

1. **抗カルジオリピン・β2GPI抗体**　×

   脳動静脈血栓症のリスク評価に重要。

2. **髄液細胞数**　○　4点

   気分の障害の psychosis では通常動かない。

3. **SPECT**　×

   CNS-lupus では MRI より高感度に灌流異常が見られるという報告もある。

4. **造影頭部 CT**　△　2点

   脳血管障害を疑う場合に施行。

5. **脳波**　×

   異常の解釈が難しい場合があるが，参考になる。

A30 次の中ではどの対応が適切と考えられるか

正解　3

1. **プレドニン55mg（1mg／kg）に増量する**　×

2. **プレドニンを36mgに減量する**　△　2点

   ステロイド精神病が疑われる以上減量すべきだが，安易な減量は原病の悪化を招く。本例では SLE activity 改善しているので減量は問題はないものの，まずは抗精神病薬などによる対症療法の成果を観察するのが原則である。

3. **リスペリドン（リスパダール®）2mg 開始**　○　4点

   妄想を伴うせん妄状態に対して投与。糖尿病状態ではないので，olanzapine, quetiapine でもよいが，ステロイド投与中でもありいずれも耐糖能悪化に注意。

4. **アモキサピン（アモキサン®）50mg 分2開始**　×

   妄想性うつ病状態に使用されることもあるが，三環系抗うつ薬は SLE 精神症状を逆に悪化させると報告されている。そもそもうつ状態ではない。

95

Part 4　SLE の諸症状

> ## メモ

MMF

MMF（ミコフェノール酸モフェチル）は，肝代謝をうけてミコフェノール酸（MPA）となり，MPA はプリン代謝 de novo 系律速酵素であるイノシン 1 リン酸脱水素酵素を阻害する。MMF は移植領域での免疫抑制剤として広く用いられ，膠原病領域でも，特にループス腎炎において，その地位を確立しつつある。寛解導入療法として標準治療であるシクロホスファミド間歇静注療法（IVCY）と同等の効果が認められる一方，IVCY のような出血性膀胱炎，卵巣機能不全，発癌などの副作用がない。維持療法としても成績が良く，時折重篤な骨髄抑制が生じる，同じくプリン代謝阻害剤であるアザチオプリンと比べて，量設定がそれほど難しくなく使い勝手が悪くない。さらにループス腎炎でも，プレドニン，MMF，カルシニューリン阻害剤（大概はプログラフ，サイクロスポリンでもよい）の 3 剤併用療法（マルチターゲット療法と称されるが，ねらいはそりゃ複数だろうが，一対一対応ではない）が提唱され，次のうねりになりそうだ。難治性筋炎や間質性肺炎，強皮症，血管炎などでの使用も報告され，今後その適応拡大が望まれる，現在勢いのある薬剤の代表といってもよい。

MMF は一錠 250mg が 293.3 円で，2g ／日くらいが標準的な使用量だから，一ヶ月あたりの薬剤費は 72000 円くらいとなる。少し前までは SLE などの特定疾患患者に対する公的支援は手厚かったが，昨今の弱者切り捨ての政府方針のもと，特定疾患認定を受けても自己負担額は年々増額され，一般疾患との自己負担額の差は今後ますます少なくなるだろうと予想されている。このことを意識してか MMF 使用量を 1g に下げたプロトコールが試みられるなどコスト削減の努力がなされている。

確かに超超高額抗がん剤問題を鑑みても，社会として医療コストをどう負担していくかについては様々な意見があるだろう。RA 治療では生物学的製剤（BA）にひきつづき JAK 阻害剤の登場で，高額医療が標準治療化し，コスト感覚がだんだん麻痺してきているかもしれない。そして経済的余裕のない方は，BA のよさを認識しながらも手を出せないという新たな悲しいケースを生み出している。RA 以外の膠原病でも，いよいよ MMF が，そのような日本社会の病巣を浮かび上がらせていくのだろうか。

Liu Z et al. Multitarget therapy for induction treatment of lupus nephritis: a randomized trial. Ann Intern Med. 2015. 162（1）: 18-26.

Part 5

強皮症をめぐって

1. 強皮症での CK 値上昇

68 才男性

2年前顔面浮腫，両手腫脹，レイノー症状にて発症したびまん性皮膚硬化型の強皮症。発症時両手の腫脹，疼痛と拘縮出現に対し，プレドニン 40mg（0.6mg ／ kg）投与され，手の症状は緩和し，7mg まで tapering されていた。半年前から CK 値が次第に上昇，400 〜 700 を示すようになった。甲状腺機能に問題なく，高脂血症薬の服用もない。筋力低下なし，下肢筋の MRI では有意な所見は得られなかった。

Q31 下記の対応でどれが最も適切か

1. プレドニン 40mg に再増量する
2. 経過観察
3. 大量 γ グロブリン療法
4. MMF を処方する
5. リツキシマブを投与

Part 5　強皮症をめぐって

膠原病類縁疾患では，異なる疾患概念に属する臨床症状が，一人の患者に同時に，あるいは時間軸を異にして，出現することがある。オーバーラップ症候群だ。強皮症患者で筋酵素の上昇はよくある。ところが必ずしも多発筋炎との合併（PM-Scl）ではないから要注意だ。すなわち筋生検標本では筋細胞の壊死再生はあるものの細胞浸潤に乏しく，強皮症myopathyと呼ばれ強皮症の血管病変による虚血の反映と考えられている。筋炎とは異なるのでステロイドなどの免疫抑制療法への反応も悪い。強皮症ではステロイド使用により腎クリーゼが誘導されることがあるのでステロイド使用の是非は熟慮する必要がある。

多発筋炎とのオーバーラップ（PM-Scl）か強皮症myopathyかの鑑別だが，CKそのものの数値の大小はある程度参考になる。生検はもちろん参考になるが「たまたま細胞浸潤に乏しい箇所を採取した」という可能性を排除できない。筋電図やMRIでactiveな炎症の証拠があれば免疫抑制療法の根拠の1つになる。治療介入の是非判断で最も重要なのは進行性の筋力低下の有無だ。ステロイド投与後に筋力の回復がみられれば「筋炎」様病態があったと解釈できる。ただそこで安心してはいけない。リハビリテーション介入を怠っていると，廃用性萎縮＋ステロイドミオパチーでもう一度筋力低下してしまう。強皮症と異なりMCTDではCK上昇値が2-3000レベルはもちろん数百レベルでもステロイド反応性がある。

A31　下記の対応でどれが最も適切か

正解　2

1. **プレドニン40mgを開始する**　×

    どちらかわからないことはある。その場合ステロイド反応性を検証したいのなら十分量を用いて判断を速やかにかつ確実にする努力をすべきである。そしてtaperingを速くしたほうが結果的にはステロイド使用量が少なくなる。0.6mg／kgの中途半端な量はやめたほうがよい。

2. **経過観察**　○　5点

    上記の条件からは強皮症myopathyの可能性が高いので教科書的にはこれが正解。

3. **大量γグロブリン療法**　△　2点

    心情的にはこれくらい試してみたいが，保険請求上は筋炎に対してステロイド使用後でないとだめ。

4. **MMFをだす**　△　1点

    筋炎だとするとMMF追加だけでは寛解導入は難しい，ステロイド増量併用が原則となる。

5. **リツキシマブ**　×

    マウス実験を鵜呑みにすれば筋炎，強皮症どっちであっても良くなるはずだが。

2. 強皮症での血小板減少

64歳女性

1年前から両手腫脹，半年前から皮膚硬化が始まり当科受診，両手皮膚硬化，手指屈曲拘縮，皮膚硬化は上腕及び顔面にも及ぶ。前胸部下部及び背部で fine crackle 聴取，抗 Scl-70 抗体陽性よりびまん皮膚硬化型強皮症と診断，血小板が 9.2 万と減少している。血圧は 138-84 左右差なし。

Q32 以下の対応の中でどれがもっとも適切だろうか

1. アムロジピン（ノルバスク®）をだす
2. テルミサルタン（ミカルディス：ARB）をだす
3. フルイトランをだす
4. ハプトグロビンを測る

Part 5　強皮症をめぐって

強皮症の重大な合併症の一つは腎クリーゼだ。腎細小動脈で TTP 様の血管内機械的溶血を生じ，貧血，破砕赤血球出現，血小板減少を呈しながら血圧上昇，腎機能低下する。致死率が非常に高かったが，ACE 阻害剤の導入により予後が非常に改善した。同じレニンーアンギオテンシン系の降圧薬である ARB は有効ではない。また血圧のコントロールだけでもよくない。腎クリーゼであることに早期に気がつき ACE 阻害剤を開始することが何より重要だ。血圧上昇の前に血小板減少から始まることが多い。また胸水や心膜炎などの漿膜炎が先行する例もあるが，これは漿膜炎に対するステロイド使用が誘因ではないかという考え方もある。プレドニン 15mg 以上の使用は renal crisis 発症リスクである。

> Steen VD1, Medsger TA Jr. Case-control study of corticosteroids and other drugs that either precipitate or protect from the development of scleroderma renal crisis. Arthritis Rheum. 1998; 41: 1613-1619.

強皮症に ANCA 関連血管炎を合併し急速進行性糸球体腎炎を呈し，腎クリーゼ様病態となる症例もある。この時は免疫抑制療法となる。腎クリーゼが疑われるときには pANCA 測定も行うべきだ。

A32　以下の対応の中でどれがもっとも適切だろうか

正解　4

1. **アムロジピン（ノルバスク）をだす**　×
   腎クリーゼならまず ACE 阻害剤。

2. **テルミサルタン（ミカルディス：ARB）をだす**　×
   腎クリーゼなら効かない。

3. **フルイトランをだす**　×
   同上。

4. **ハプトグロビンをはかる**　○　**4点**
   溶血の有無の鑑別に役立つ。破砕赤血球像も非免疫学的な物理学的溶血確認に重要。本症例ですべきことはいろいろある。肺病変の進行速度の情報が不十分であれば胸部 HRCT，心膜炎などの確認に心エコーあたりは施行しておきたい。

102

3. 消化器症状

2ヵ月ほど続く両手のこわばり感を訴え受診，今年の冬は両手Ⅱ-Ⅲ指が近位指節間関節まで白くなることがあったとのこと。CRP陰性，抗CCP抗体陰性，リウマトイド因子58と陽性，抗核抗体 discrete-speckled type 2560倍であった。

Q33 この時点でもっとも頻度が高いと予想される消化器症状は

1. 食後の胸焼け
2. 下血
3. 腹部膨満感
4. 嘔吐
5. 下痢
6. 右季肋部不快感

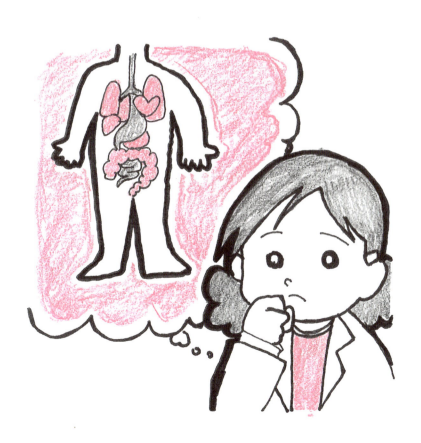

Part 5　強皮症をめぐって

discrete-speckled type を示す抗核抗体の代表は抗セントロメア抗体だ。レイノー症状をふまえると両手のこわばり感も両手の浮腫硬化を反映していると推察できる。強皮症の消化管病変は，蠕動低下による偽性腸閉塞，悪玉菌繁殖による吸収不良症候群・下痢，胃前庭部毛細血管拡張症（gastric antral vascular ectasia；GAVE）や小腸の angiodysplasia からの出血などがある。なかでも一番頻度の高いものは，食道蠕動能低下・拡張，および逆流性食道炎だ。小腸以下の蠕動低下を反映した偽性腸閉塞，吸収不良などの消化管症状は，腎病変，肺病変に比べて出現時期が遅いのが原則だ。抗セントロメア抗体陽性の限局皮膚硬化型強皮症だと，原発性胆汁性肝硬変（Primary biliary cirrhosis: PBC）を合併することがある。皮膚掻痒感，右季肋部不快感などあれば PBC 合併を疑った方がよいだろう。口を消化器と捉えるのなら，シェーグレン症候群による口腔乾燥，齲歯，味覚変化なども消化器症状ということになる。選択肢にいれるべきだっただろうか。

A33　この時点でもっとも頻度が高いと予想される消化器症状は

正解　1

1. **食後の胸焼け　○　4点**

   逆流性食道炎の症状。比較的早期から。

2. **下血　△　2点**

   angiodysplasia からの出血。

3. **腹部膨満感　△　2点**

   蠕動低下による偽性腸閉塞。

4. **嘔吐　△　2点**

   偽性腸閉塞時のほか，食道蠕動低下し胸のつかえ感から嘔吐してしまう患者もいる。

5. **下痢　△　2点**

   消化管蠕動低下による悪玉菌繁殖による下痢，便秘と少量頻回の下痢というのが特徴。

6. **右季肋部不快感　△　2点**

   PBC で右季肋部不快感が出現することがある。

4. 肺病変

60歳男性

59歳時両手指硬化，レイノー症状，抗Scl70抗体陽性よりびまん性皮膚硬化型の強皮症と診断をうけた。60歳になり疲労感，労作時呼吸困難感出現したとのことで紹介受診，前胸部下部でfine crackleを，背部ではvelcro音を聴取，バチ状指である。胸部CT像を示す（図12）。

喫煙歴19歳より20本，身長172cm，体重55kg。

FVC 62.3%，FEV1.0 100%，DLCO／VA 21.8% KL6 1190 SPD 84.4

図12

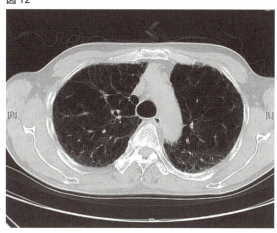

Q34 治療方針として下記の中で適当と考えられるのはどれか

1. PSL 55mg（1mg／kg）にて治療開始
2. PSL 25mg + cyclophosphamide 800mg monthly pulseにて治療開始
3. 経過観察（何もしない）
4. PSL 25mg + cyclophosphamide 50mg daily oralにて治療開始

Part 5　強皮症をめぐって

この問題は不適当問題だ。呈示されている情報が不十分だからである。画像にしても全肺野を俯瞰して，となるべきだが，一番 informative なスライスが選択されていると好意的に解釈していただかねばならない。にしてもやはり進行速度などを推測出来るこれまでの経過情報をできるだけ収集吟味してというのが正しい。

強皮症の IP だから即治療対象，となるわけではない。alveolitis（NSIP）があるかが１つの鍵となる。 alveolitis のある強皮症 IP に対する治療となればエビデンス的には（経口またはパルス）cyclophosphamide 投与ということになるが，改善度に有意差があるという程度だ。もっとも劇的に改善する症例もあり，cellular NSIP と fibrosing NSIP どちらの要素が強いかも治療反応性に影響するのだろう。症状の進行，BAL 所見，CT 所見，（できれば VATS）から総合的に治療介入を考える，というのが基本だ。

本症例では喫煙歴と画像からは肺気腫の要素が強い。強皮症や RA で CPFE（combined pulmonary fibrosis and emphysema：気腫合併肺線維症）類似の肺病変が見られるという報告があるが，本例は喫煙による COPD が先行し残存領域で強皮症 IP が生じたのかもしれない。すでに肺活量が減少し始めている肺気腫であり HOT を導入した。

> Cottin V et al. Combined pulmonary fibrosis and emphysema syndrome in connective tissue disease. Arthritis Rheum. 2011; 63: 295-304

A34　治療方針として下記の中で適当と考えられるのはどれか
正解　3

1. **PSL55mg（1mg ／ kg）にて治療開始　×**
   強皮症 IP の治療の教科書的プロトコールなら２の方法だ。cellular NSIP の要素が強ければ，ステロイド大量スタートも有効だ。

2. **PSL 25mg + cyclophosphamide 800mg monthly pulse にて治療開始　×**
   強皮症 IP ということならこの治療だが，その適応には前提があるということだ。ステロイドの量設定には variation がある。
   Martinez FJ, McCune WJ. Cyclophosphamide for scleroderma lung disease. N Engl J Med. 2006; 354: 2707-2709.

3. **経過観察（何もしない）　○　4点**
   何もしないというのは患者にとっても医師にとってもつらい選択だ。しかし治療介入の是非を見際めるのも医師の大事な使命である。

4. **PSL 25mg + cyclophosphamide 50mg daily oral にて治療開始　×**
   強皮症 IP では cyclophosphamide は daily oral，pulse どちらでもよい。一般に pulse の方が用量設定，有効判定を含めた治療期間の設定が容易なので好まれる。

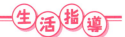

レイノー症状を呈する患者への日常生活の注意

Q 下記の中でもっとも適当なものはどれか
1. 日本酒は冷やではなくお燗して呑みましょう。
2. お風呂はやっぱり熱いのがいいですねえ。
3. 激辛カレーで暑くなって思い切り汗をかきましょう。
4. タバコはふかすより，深く吸い込んでリラックスしましょう
5. 夏のバーゲンといえどもお出かけの際は涼しい格好しないで

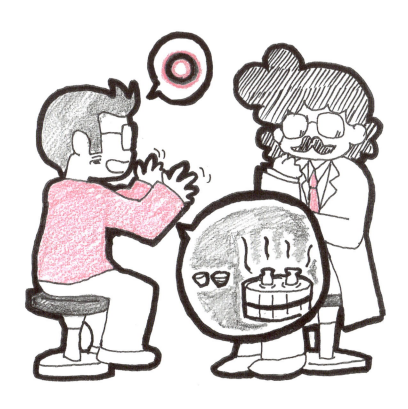

レイノー症状は，四肢末端手指足趾動脈の攣縮による可逆性の虚血だ。細胞レベルではもちろん虚血もさることながら，再還流したときの Oxidative stress も問題となる。患者さんにとってはそんな細胞レベルのことより，手の冷えやしびれ，手指が動かない，力が入らないなどにお困りだ。花屋さん，調理師，水道工事など仕事柄冬でも水を扱わざるをえない方々だとさらに深刻だ。多忙，人間関係などにストレス多い職場だったりするとお湯で暖めてもなかなか回復しないことさえある。すなわち寒冷刺激，心理的ストレスなど交感神経系緊張が高まることは増悪要因だ。アルコール，喫煙，香辛料など血管攣縮閾値を下げるとされるものを避けることも大切だ。

 下記の中でもっとも適当なものはどれか

正解　5

1. **日本酒は冷やではなくお燗して呑みましょう。**　×
   アルコール，香辛料は血管攣縮の閾値をさげるといわれている。お燗は暖まるというのとは別問題。心が温まるのはよいのだが。

2. **お風呂はやっぱり熱いのがいいですねえ。**　×
   熱い風呂に入るとカテコールアミンが放出され血管攣縮が生じる。

3. **激辛カレーで熱くなって思い切り汗をかきましょう**　×
   香辛料も原則だめとされる。唐辛子ばかりバカみたいに入れた激辛カレーなどもってのほか。生姜は体を温める。漢方にも入っている（当帰四逆加呉茱萸生姜湯）。生姜をアクセントに用いるカレーは筆者の経験では概ねマイルド路線だ，それは OK としよう。

4. **タバコはふかすより深く吸い込んでリラックスしましょう**　×
   喫煙も血管攣縮閾値を下げる。リラックスするのは大事だが。

5. **夏のバーゲンといえどもお出かけの際は涼しい格好しないで**　○
   手足への直接的な寒冷刺激だけではなく，冷風などが体に当たったときの交感神経緊張が血管攣縮につながる可能性がある。

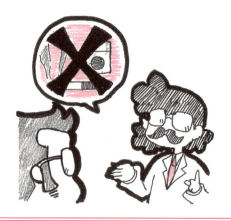

Part 6

他科と連携して

1. 泌尿器科からよくある相談

64歳男性

検診の腹部エコーで右水腎症を指摘された。造影MRIを示す（図13）。

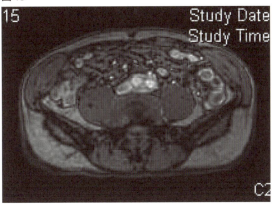

図13

Q35 病態鑑別のための検査として優先度が最も低いと考えられる検査項目はどれか

1. ACE
2. sIL2R
3. IgG
4. T bil
5. KL6

Q36 血清IgG4が218mg／dLと上昇していた。IgG4関連の特発性後腹膜線維症が疑われる。合併する可能性の低い病態はどれか

1. 硬化性胆管炎
2. empty sera
3. 全身リンパ節腫脹
4. 心筋炎
5. 甲状腺炎

Part 6 他科と連携して

尿管狭窄，水腎症を呈する特発性後腹膜線維症は，IgG4 関連疾患として最近位置づけられている。IgG4 関連疾患は，血清 IgG4 高値（135mg ／ dL 以上）を特徴として，腫瘤性肥厚性病変を主体とした多彩な病変を全身に形成する。IgG4 関連疾患に包含される疾患，病態としては表 9 のようなものがある。

表 9　IgG4 関連疾患に包含される疾患病態

臓器別	病態
涙腺唾液腺	Mikulicz 病，Küttner 腫瘍，涙腺炎，IgG4 関連眼疾患
呼吸器系	IgG4 関連肺障害，炎症性偽腫瘍，縦隔線維症
消化管系	腸炎
肝胆道系	硬化性胆管炎，IgG4 関連肝障害
膵	自己免疫性膵炎
腎・泌尿器系	IgG4 関連腎臓病，後腹膜線維症，前立腺炎
内分泌系	自己免疫性下垂体炎，甲状腺炎
神経系	肥厚性硬膜炎
リンパ系	IgG4 関連リンパ節症
筋骨格系	関節炎
心血管系	炎症性腹部大動脈瘤，動脈周囲炎

血清 IgG4 上昇がこの疾患を疑う重要な要素だが，他疾患による IgG4 上昇を鑑別する必要がある。特に悪性リンパ腫，サルコイドーシス，血管炎，Castleman 病，臓器によってはシェーグレン症候群，原発性硬化性胆管炎などに留意する必要がある。病理像が診断の鍵で，IgG4 陽性形質細胞の浸潤そして組織によっては花筵状線維化（storiform fibrosis），閉塞性静脈炎（obliterative phlebitis）が核心的所見だ。本症例でも図 13 に現れるような大動脈周辺に広がる炎症部位に対して生検施行が望ましいが，IgG4 関連疾患後腹膜線維症としてステロイド治療とした。従来，炎症性腹部大動脈瘤や大動脈周囲炎といわれてきた病態も IgG4 関連疾患と位置づけられており，この IgG4 関連疾患後腹膜線維症と病態的に連続している可能性が高い。

Kamisawa T et al. IgG4-related disease. Lancet 385; 1460-1471, 2015.

A35 病態鑑別のための検査として優先度が最も低いと考えられる検査項目はどれか

正解　5

1. **ACE** ×

    サルコイドーシスとの鑑別が必要。

2. **sIL2R** ×

    悪性リンパ腫との鑑別が必要。

3. **IgG** ×

    IgG は高値を示す。もっとも高いからと言って鑑別診断能力があるわけではないが。

1. 泌尿器科からよくある相談

4. T bil ×

自己免疫性膵炎などの合併で閉塞性黄疸の可能性がある。

5. KL6 ○ 4点

肺病変合併したとしても KL6 上昇は稀。

A36 血清 IgG4 が 218mg ／ dL と上昇していた。IgG4 関連の特発性後腹膜線維症が疑われる。合併する可能性の低い病態はどれか

正解　4

1. 硬化性胆管炎　×
2. empty sera（自己免疫性下垂体炎）　×
3. 全身リンパ節腫脹　×
4. 心筋炎　○　4点

心膜炎の報告はあるが，心筋炎の報告は今のところない

5. 甲状腺炎　×

113

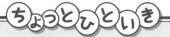

膠原病とはどんな病気ですか，と患者さんが聞いてきた

Q どう答えるか

1. 関節，筋骨格系に痛みが出るリウマチ性疾患です
2. 自分の体に対して強い免疫反応がおこる自己免疫疾患です
3. 膠原線維がたくさんある結合組織や血管の病気です
4. 全身性エリテマトーデス，筋炎，強皮症，結節性動脈周囲炎をあわせて膠原病といいます

病名を正しく教育する

外来でもっとも多くうける質問は，「膠原病とはどんな病気ですか」という質問だ。「膠原病」という言葉からはいったいどこのどんな病気か想像が難しく，患者たちを一層の不安に追い込んでいく。膠原病はなんぞや，という命題は「リウマチ学」のほとんどの教科書の冒頭にその歴史的な名称の変遷とともに語られている。それはその名称の成り立ちが同時にその時代における「リウマチ性疾患」の病態の理解に関する考察を含んでいるからである。ここが問題となっている臓器の名前に病理学的分類を繋ぎ合わせれば大概の病名が完成する他疾患と大きく違うところだ。こうして「膠原病」は難病風を吹かせながら患者とその家族を茫漠とした暗澹の海に漂わす。

多くの患者の最大の誤解は，「膠原病」という一つの病気があると思うことである。ネットで「膠原病」と検索すると，全身性エリテマトーデス，筋炎，強皮症，血管炎，ベーチェット病と多種多様な疾患が全部でてきて，それぞれの患者が自分の症状こそ「膠原病」だと発表するから，総覧していくと「膠原病」という病気は驚愕の混乱と恐怖に満ちたとんでもない病気となってしまうのだ。だから私は，「膠原病という一つの病気はありません」「膠原病というのは消化器病，とか循環器病とかのように領域の名称です。」という点をまず強調している。もちろん「膠原病」領域に属する疾患は病気の成り立ちがわかりにくく，様々な病態が出現する，難しい病気であることは間違いない。ただ患者とその家族の頭の中に，多数の疾患をのみこんだ「膠原病」モンスター像をつくりあげ，それに過剰に脅えるという構図だけは阻止せばと思う。そして例えば「全身性エリテマトーデス」ならその疾患の中でも，病態と重症度が皆同じでないこと，一人一人の患者間で非常にバラエティーに富むこと，一方向に「進行する」疾患ではないこと，を理解してもらうべく努力している。

ではどんな分野名がこの領域を的確に表現出来るかというと難しい。英語では「Rheumatology」という名称が分野名を代表するが，日本ではこの点もすっきりせず，筆者に至っては「膠原病・リウマチ科」などという看板をかかげ，リウマチと膠原病は別です，みたいな印象づくりに貢献してしまっている有様だ。「リウマチ科」の看板で診療しているのに，なぜ SLE などの膠原病患者を診療するのか，と叱責したとんちんかんが行政当局にもいるらしい。

A 正解なし

1. **関節，筋骨格系に痛みが出るリウマチ性疾患です　×**
   英語では rheumatic diseases（リウマチ性疾患）と総称する。だからいっていることは非常に正しい。ただ患者は「リウマチ性疾患」と聞くと「リウマチ」だと合点する。新たな誤解を生むだけ。
2. **自分の体に対して強い免疫反応がおこる自己免疫疾患です　×**
   リウマチ性疾患の全部が自己免疫疾患ではない。
3. **膠原線維がたくさんある結合組織や血管の病気です　×**
   「膠原病」の歴史の授業を患者に講じて何をどうしようというのか。
4. **全身性エリテマトーデス，筋炎，強皮症，結節性動脈周囲炎をあわせて膠原病といいます　×**
   Klemperer の古典的膠原病 Big 6 のことをいいたいのなら関節リウマチとリウマチ熱を加えなくてはいけない。

2. 病院の総力を挙げて

75 歳男性

二年前，pANCA，体重減少，運動時の両下肢痛，両下肢多発単神経炎で発症した ANCA 関連血管炎の患者，特発性拡張型心筋症を合併している。直近の心エコーでは EF 42% であった。

プレドニン 10mg と 62.5mg azathiopurine で経過良好であった。3 週間前に定期受診しており，その際の Labo data では CRP 陰性，pANCA 陰性，IgG 値に変化はみられていなかった。BUN 28, Cr 1.2, BNP 335.3. WBC 8820, Hb 14.1, Plt 18.4 4 日前より両下腿痛出現，さらに本日になって痰に血が混じるとのことで来院。肺 CT 像を示す（図14）．CRP 3.6, BUN 45, Cr 1.8, WBC 8600, Hb 13.6, Plt 20.1, 尿 Pr1 ＋, OB －, 沈渣 RBC ＜ 1 ／ HPF，顆粒円柱 20-29 ／ HPF

ステロイドパルスを開始した。

図 14

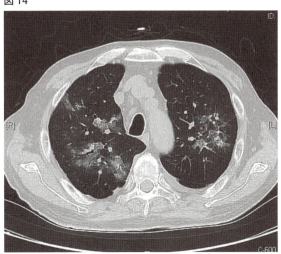

Q37 次の治療行動として何を選択するのが適当か

1. 血漿交換
2. エンドキサンパルス
3. リツキサン
4. γグロブリン

Part 6　他科と連携して

ANCA 関連血管炎（AAV）の肺胞出血だ。AAV は再発が多いとされるが，再発時に一気に肺胞出血を呈したのだ。肺胞出血は致命率の高い重篤な病態である。血痰，多発する淡い GGO（図 14），貧血の進行から事態は推察されるが，気管支鏡検査で確認が望ましい。本例は週末で施行できなかった。予後が悪いと判断される AAV の寛解導入治療の基本はステロイドにエンドキサンで，エンドキサン投与法としては経口より経静脈パルス（IVCY）が効果と副作用リスクの観点から選択されることが多い。本例は拡張型心筋症を合併しているため，IVCY 施行に伴う出血性膀胱炎回避のため輸液負荷すると心不全増悪が警戒される。肺胞出血への即効性に関してエビデンスはないが経験からは血漿交換が有効な場合は効果が速い。寛解導入治療に大量 γ グロブリンやリツキシマブも候補に挙がるが，血漿交換を施行するなら当然その後だろう。

本例は pANCA 陰性のままでの再発だ。近年 pANCA に病態形成能力があることが認識されるようになったので，pANCA 陽性例で血漿交換やリツキシマブが有効であるとの報告には一層納得がいく。ところが pANCA 陰性でもリツキシマブは有効らしい。

> Jones RB et al. A multicenter survey of rituximab therapy for refractory antineutrophil cytoplasmic antibody-associated vasculitis. Arthritis Rheum. 2009; 60: 2156-2168

とにかくも本例ではパルスを含むステロイドと血漿交換で肺胞出血は止まった。気管支鏡で呼吸器内科，体外循環で腎臓内科と，他科に助けられてこそ膠原病診療は成り立つ。

A37　次の治療行動として何を選択するのが適当か

__正解　1__

1. __血漿交換__　○　5 点
   上記参照。
2. __エンドキサンパルス__　×
3. __リツキサン__　△　3 点
4. __γ グロブリン__　△　2 点

3. 耳鼻科と形成外科

35歳男性

1年前から左耳前方顎部が腫脹，次第に腫瘤状となり，受診。CTで図15の如く頸部腫瘤が認められ，さらに全身を検索したところ，CTで腸間膜リンパ節腫大，MRIでは後腹膜腔に多発結節と脂肪組織にDWIの拡散制限がみられた。顎部腫瘤生検したところ図16のようであった。

図15

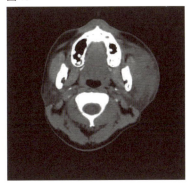

図16

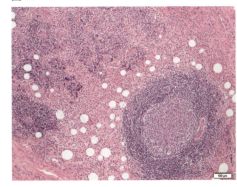 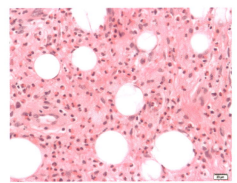

Q38 治療方針を考えるにあたって，選択肢に最も入りにくいものはどれか

1. ステロイド内服
2. 放射線照射
3. 外科的切除
4. CHOP-R療法

頸部腫瘤には，悪性リンパ腫，壊死性リンパ節炎，Rosai-Dorfman 病，ランゲルハンス細胞組織球症などによるリンパ節腫脹，ミクリッツ病，サルコイドーシス，耳下腺炎などによる耳下腺腫脹があるが，そのどちらでもない軟部組織腫脹の一つに木村病がある。これらを鑑別するには生検が必要で，耳鼻咽喉科に，或いは美容的見地から慎重に形成外科に対応を御願いすることになる。木村病（慢性好酸球性肉芽腫症）は，病理組織学的に著明な好酸球浸潤と胚中心を伴うリンパ濾胞様構造の新生を特徴とする慢性肉芽腫様疾患で，主として顔面，頸部などの皮膚軟部組織，リンパ節に無痛性腫瘤を形成する。日本などアジア人に多い。外科的切除，放射線療法も行われているが，本例は腫瘤が顔面神経を巻き込んでいるため，薬物療法を選した。ステロイドは有効だが，必要量は様々で，しかも減量すると再発するものもある。抗アレルギー剤もよく使われる。図 16 で，リンパ濾胞形成を伴ったリンパ球集簇，右に強拡大で，好酸球浸潤と毛細血管内皮腫大がみられる。

　　　佐藤孝，木村病。〈別冊日本臨牀領域別症候群シリーズ〉免疫症候群（下）。日本臨床 2000-550-552.

A38 治療方針を考えるにあたって，選択肢に最も入りにくいものはどれか

正解　4

1. ステロイド内服　×
2. 放射線照射　×
3. 外科的切除　×
4. CHOP-R 療法　○　4点
   悪性リンパ腫ではない

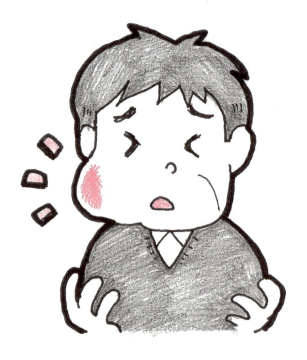

■得点表

	Q	配点	得点		Q	配点	得点		Q	配点	得点
Part 1	1	4		Part 3	19	5		Part 6	35	4	
	2	4			20	4			36	4	
	3	3			21	5			37	5	
	4	4			22	4			38	4	
	5	4		Part 4	23	5			合計	160	
	6	4			24	4					
	7	4			25	5					
	8	4			26	5					
	9	4			27	4					
	10	4			28	4					
	11	4			29	4					
	12	5			30	4					
Part 2	13	4		Part 5	31	5					
	14	4			32	4					
	15	4			33	4					
	16	4			34	4					
	17	4									
	18	5									

■点数評価

64点以下	選択肢の数からして無作為に回答を選んだとしても 2 ～ 3 割はとれるはず。点数の上積み殆どないあなたは，ヤマ勘をもう少し鍛えましょう。
65～112点	この本を読んで随分とお役にたつことが多かったのではないでしょうか。内容を熟読吟味してお勉強してください。
113～135点	△を選ぶことの多かったあなたは，リウマチ性疾患診療に一家言ありとお見受けいたします。是非一度 discussion してみたいですね。
136点以上	十分なリウマチ学の知識をお持ちです。リウマチ専門医の試験を是非受け，リウマチ専門医としてもご活躍ください。

あとがき

　新薬が続々と上梓されるようになって，数多くの臨床試験が企図され，発表されている。こうした大型研究を組織し推進するエネルギー，そして実際に患者と向き合ってデータをとりながらも著者として記されていない医師達の労力には頭が下がる。そういう結果は畏まって受け入れるしかない。その反動か，いわゆる「evidence level が高くない」とされる発表となるとつい当方の態度に緩みが生じ，そうなんだと腑に落ちて感嘆したり，そうそうと相づちをうったりしてたくせに，そのうち忘れているような無礼千万な振る舞いなど日常茶飯事だ。

　「evidence level」なるものには無頓着だったが論文に「書いてあること」をひっぱりだしてそれを根拠に議論するのは，昔から，研修医が先輩医師達に伍して診療を行うための武器だった。「書いてあること」の前に平等であることを求めるその思想は，長短，濃淡の違いはあれ経験というものに対する憧れの裏返しだった。

　実は evidence がないことほど，必要の切実度が高いのである。そもそも standard 治療ができないから治療が難しい，あるいはあまりお目にかからない合併症があるからこそ悩むのであって，複雑で稀少な例ほど人は困るのである。おまけにもともとそれほど症例数が少なく，病態も均一でないリウマチ性疾患でならますます evidence をつくりにくい。

　そこに専門医の存在意義がある。といっても経験には限りがある。その経験を補う上で大切なのは同業先輩医師からの口伝だ。昔はきっと慈雨の如く豊富に降り注いでいたに違いない。今は，あまり根拠のないことを口にしたりするのが何となく憚れるご時世なので，この口伝のことをリウマチ領域では「Rumortology」といい，秘儀に近い。

　でも言葉になってないことがある。それは目の前の患者の痛みである。関節の痛み，筋肉の痛み，骨の痛み，神経の痛み，心の痛み，痛みは本人しかわからない。相手の言葉を聞き，こちらの言葉を選び，表情を交わし，懸命に共感を得ようとはする。それは自力で汲み取るものである。それができているか，それが生かせているか，そしてよい診療につながっているかどうかは未だにわからない。

索 引

索 引

（――は上記の単語を表す）

英数字

A

AAHS; autoimmune disease associated hemophagocytic syndrome **80**
AAV; ANCA 関連血管炎 **116**
abatacept **36**
ACR ／ EULA criteria **4, 5**
ACR ／ EULAR 分類基準 **4**
adalimumab **36**
Allen 試験 **34**
alveolitis **106**
ANCA 関連血管炎 **102**
angiodysplasia **104**
AOSD; adult onset Still's disease **66, 80**
ASO; arteriosclerosis obliterans **54**

B

Buerger 病 **54**
bulge sign **28**

C

carotidynia **50**
Carotidynia の診断基準 **50**
carpal rotation **15**
certrizmab **36**
chondrocalcinosis **29**
conventional DMARDs **4**
COPD **106**
――合併 RA **6**
CPFE; combined pulmonary fibrosis and emphysema **106**
CRMO; chronic reccurent multiple osteomyelitis **68**
crowned dens syndrome **29**
CSA; clinically suspect arthralgia **31**

D

de novo B 型肝炎 **6**

denosumab **36**
discrete-speckled type **104**
drug free **42**

E

EGPA; eosinophilic granulomatosis with polyangiitis **60**
etanercept **36**

F

FcRn **42**
floating sign **28**
FUO; Fever of unknown origin **70**

G

Gaenslen 試験 **33**
GAVE; gastric antral vascular ectasia **104**
golimumab **36**
GPA; granulomatosis with polyangiitis **60**
GRAPPA 治療推奨 **38**
Gray Scale **11**

H

HBs 抗原 **5, 6**
HBs 抗体 **5, 6**
HBV; hepatitis B virus **5, 6**
――再活性化 **6, 8**
Hooever 徴候 **34**
HPS; hemophagocytic syndrome **80**
HSP; Henoch-Schönlein purpura **58**

I

IgA 血管炎 **58**
IgG4 関連疾患 **112**
inflammatory OA **14**
infliximab **17, 36**

ITP **80**
IVCY; intra venous cyclophosphamide **86, 96**

L

lateral compession test **9**
Lipschütz 潰瘍 **47**
lupus cystitis **84**
lupus enteritis **84**

M

Marcus Gunn 現象 **33**
MCTD **100**
MMF **86, 96**
MS; morning stiffness **10**
MTX **6, 38**
――投与禁忌 **7**
――肺炎 **6, 20**
――副作用 **26**
――副作用 RA **6**
――誘導リンパ増殖性疾患 **6**

N

Newton **33**
NSIP **106**

O

OA; Osteoarthritis **14**
obliterative phlebitis **112**

P

palpable purpura **58**
pancytopenia **62**
Patrick **33**
PBC; Primary biliary cirrhosis **104**
PCP 肺炎 ; pneumocystis pneumonia **20**
periarticual bony atrophy **15**
PET **70**
phalen 試験 **35**
PMR **74**

121

索 引

——with distal edema　*22*
PMR 様症状　*52*
PM-Scl　*100*
Power Doppler signal　*11*
PRA; Preclinical Rheumatoid
　Arthritis　*31*
prayer sign　*9*
pre-RA　*31*
PsA; psoriatic arthritis　*38*

Q

QFT 検査　*17*

R

RA 分類基準　*4, 7*
Reiter 症候群　*32*

Rhupus　*90*
RS3PE　*22*

S

SAPHO 症候群　*33, 68*
SASP　*5, 8*
SjS; Sjögren's syndrome　*5, 14*
SLE; systemic lupus
　　erythematosus
　　　　　　54, 80, 90, 94
——psychosis　*94*
——＋ RA のオーバー
　　ラップ症候群　*90*
squeeze test　*9*
SSA; seronegative
　spondyloarthritis　*32*

storiform fibrosis　*112*

T

TNF 阻害療法　*46*
Tocilizumab　*36*
TTP; thrombotic
　　thrombocytopenic purpura
　　　　　　80
TTP 様　*102*

U

UA; undifferentiated arthritis
　　　　　　10, 24, 31
ulnar translocation of carpus　*15*

日本語

あ

悪性腫瘍　*22*
アクテムラ　*36*
アザチオプリン　*62*
朝のこわばり　*10*

い

意識障害　*94*
インフリキシマブ　*17*

う

ウルソ　*15*
運動障害　*61*

え

炎症細胞浸潤　*46*
炎症性腸疾患ガイドライン　*62*
炎症性動脈瘤　*70*
炎症メディエーター　*24*
エンブレル　*36*

お

オーバーラップ症候群　*100*
オレンシア　*36*
温泉療法　*18*

か

外陰部潰瘍　*47*
回盲部潰瘍病変　*46*
潰瘍性大腸炎　*46*
花筵状線維化　*112*
画像的寛解　*11, 16*
間質性肺炎　*6, 20*
間質性膀胱炎　*84*
乾性咳嗽　*20*
関節エコー　*11*
関節リウマチ　*4, 8*
乾癬　*38*

き

乾癬性関節炎　*38*
感染性腸炎　*84*
気腫合併肺線維症　*106*
偽痛風　*28, 29*
気分障害　*94*
木村病　*118*
逆 phalen 試験　*35*
急性多発関節炎　*28*
急性単関節炎　*28*
急速進行性糸球体腎炎　*102*
胸水　*102*
強直性脊椎炎　*33*

強皮症 IP　*106*
強皮症 myopathy　*100*
虚血性病変　*52*
巨細胞性動脈炎　*74*
巨細胞動脈炎　*52*
筋力低下　*61*

く

クローン病　*46*

け

憩室炎　*70, 84*
頸動脈痛　*50*
血管エコー　*74*
血管炎　*60, 62*
血管内機械的溶血　*102*
血球貪食像　*80*
結晶性関節炎　*28*
結晶誘発性関節炎　*28*
血清反応陰性脊椎関節症　*32*
血栓性血小板減少性紫斑症　*80*
原発性胆汁性肝硬変　*104*

こ

抗 CCP 抗体　*24*
抗 SSA 抗体　*14*
抗 SSB 抗体　*14*

索引

抗 TNF α 抗体製剤	17
高額医療	96
抗核抗体	82, 104
虹彩毛様体炎	46
好酸球性多発血管炎性肉芽腫症	60
抗セントロメア抗体	104
構造的寛解	16
高齢発症関節リウマチ	22
骨萎縮	15
骨炎（osteitis）	31
骨髄穿刺標本	80
骨予後不良因子	4

し

シェーグレン症候群	5, 14, 55, 56, 104
シムジア	36
社会的寛解	16
従来型経口分子合成薬	4
出血性膀胱炎	116
腫瘍随伴症候群	22
腫瘤性肥厚性病変	112
掌蹠膿疱症	38
掌蹠膿疱症性関節炎	33
漿膜炎	102
食事療法	24
腎クリーゼ	100, 102
シンポニー	36
心膜炎	102

す

水腎症	84
ステロイド sparing 効果	66

せ

性感染症	47
成人発症スチル病	80
生物学的製剤	8
潜在性結核	17
全身性エリテマトーデス	54, 80
前部ブドウ膜炎	46
前房蓄膿	46

そ

側頭動脈炎	52, 74

た

大動脈炎	50

高安動脈炎	52, 70
タバコ	24
多発血管炎性肉芽腫	60
蛋白漏出症候群	84

ち

中枢神経系合併症	46
中枢神経症状，SLE	94
腸管型ベーチェット	46
腸管梗塞	84

つ

痛風	28
ツベルクリン反応	17

て

低アルブミン血症	6

と

当帰四逆加呉茱萸生姜湯	54
当帰芍薬散加附子	54
特発性後腹膜繊維症	112
特発性大腿骨頭壊死症	88

に

ニューモシスチス肺炎	20
尿酸結晶	28
妊娠	42

ね

粘膜皮膚症状	46

は

敗血症性関節炎	28
肺胞出血	116
汎血球減少	6

ひ

冷え	54
ヒュミラ	36
ピロリン酸カルシウム沈着症	29
ピロリン酸結晶	28

ふ

不安障害	94
副作用，MTX	6
副作用，抗 TNF α 抗体製剤	17

ブシャール（Bouchard）結節	14
不飽和脂肪酸	24
不明熱	70, 75
プラリア	36

へ

閉塞性静脈炎	112
閉塞性動脈硬化症	54
ベーチェット疑い	46
ベーチェット病	46
ヘバーデン（Heberden）結節	14
変形性関節症	14

ま

慢性多発関節炎	32
慢性単関節炎	32

み

ミコフェノール酸モフェチル	96

む

無菌性骨髄炎	33
無菌性骨頭壊死	88
むくみ	22

よ

予後不良因子	8

り

リウマチ性多発筋痛症	22
リウマトイド因子（血清反応）陰性脊椎関節症	32
臨床的寛解基準	16

る

ループス腎炎	62, 86, 90
ループス腸炎	84
ループス膀胱炎	84

れ

レイノー症状	54, 104, 108
レミケード	36

【著者紹介】

三﨑義堅（みさきよしかた）

昭和59年東京大学医学部卒業。卒業後，東京大学医学部附属病院，自治医科大学血液科研修を経て東京大学物療内科入局。平成3年オランダ王国ナイメーヘン大学理学部生化学教室客員研究員（Walther van Venrooij 教授），平成8年九州大学生体防御医学研究所臨床免疫学部門講師，平成10年東京大学医学部附属病院アレルギーリウマチ内科講師を経て，平成20年より京都桂病院膠原病リウマチ科部長

[資格]

日本温泉気候物理医学会温泉療法医，日本内科学会総合内科専門医，日本アレルギー学会専門医，日本リウマチ学会指導医

膠原病・リウマチ力腕試し

2016 年 12 月 10 日　第 1 版第 1 刷 ©

著　　　者	三﨑義堅　MISAKI, Yoshikata
発 行 者	宇山閑文
発 行 所	株式会社金芳堂
	〒 606-8425 京都市左京区鹿ヶ谷西寺ノ前町34番地
	振替　01030-1-15605
	電話　075-751-1111（代）
	http://www.kinpodo-pub.co.jp/
組　　　版	株式会社 データボックス
印　　　刷	亜細亜印刷株式会社
製　　　本	有限会社 清水製本所

落丁・乱丁本は直接小社へお送りください．お取替え致します．

Printed in Japan
ISBN978-4-7653-1702-3

JCOPY ＜(社)出版者著作権管理機構 委託出版物＞

本書の無断複写は著作権法上での例外を除き禁じられています．複写される場合は，その都度事前に，(社)出版者著作権管理機構（電話 03-3513-6969，FAX 03-3513-6979，e-mail: info@jcopy.or.jp）の許諾を得てください．

●本書のコピー，スキャン，デジタル化等の無断複製は著作権法上での例外を除き禁じられています．本書を代行業者等の第三者に依頼してスキャンやデジタル化することは，たとえ個人や家庭内の利用でも著作権法違反です．